A EPOPEIA DO SUS

Universidade Estadual de Campinas

Reitor
Antonio José de Almeida Meirelles

Coordenadora Geral da Universidade
Maria Luiza Moretti

Conselho Editorial

Presidente
Edwiges Maria Morato

Carlos Raul Etulain – Cicero Romão Resende de Araujo
Frederico Augusto Garcia Fernandes – Iara Beleli
Marco Aurélio Cremasco – Maria Tereza Duarte Paes
Pedro Cunha de Holanda – Sávio Machado Cavalcante
Verónica Andrea González-López

Carmino Antonio de Souza
Lenir Santos
José Enio Servilha Duarte
José Pedro Soares Martins

A EPOPEIA DO SUS

Uma conquista civilizatória

EDITORA **UNICAMP**

FICHA CATALOGRÁFICA ELABORADA PELO
SISTEMA DE BIBLIOTECAS DA UNICAMP
DIVISÃO DE TRATAMENTO DA INFORMAÇÃO
Bibliotecária: Maria Lúcia Nery Dutra de Castro – CRB-8ª / 1724

Ep66   A epopeia do SUS : uma conquista civilizatória / Carmino Antonio de
Souza...[et al.] – Campinas, SP : Editora da Unicamp, 2024.

1. Sistema Único de Saúde (Brasil) – História. 2. Saúde pública.
3. Acesso aos serviços de saúde. 4. Política de saúde. I. Souza, Carmino
Antonio de.

CDD – 614.0981
– 614
– 362.10425
– 362

ISBN 978-85-268-1628-2

Copyright © by Carmino Antonio de Souza...[et al.]
Copyright © 2024 by Editora da Unicamp

1ª reimpressão, 2024

Opiniões, hipóteses e conclusões ou recomendações expressas
neste livro são de responsabilidade dos autores e não
necessariamente refletem a visão da Editora da Unicamp.

Direitos reservados e protegidos pela lei 9.610 de 19.2.1998.
É proibida a reprodução total ou parcial sem autorização,
por escrito, dos detentores dos direitos.

Foi feito o depósito legal.

Direitos reservados a

Editora da Unicamp
Rua Sérgio Buarque de Holanda, 421 – 3º andar
Campus Unicamp
CEP 13083-859 – Campinas – SP – Brasil
Tel./Fax: (19) 3521-7718 / 7728
www.editoraunicamp.com.br – vendas@editora.unicamp.br

AGRADECIMENTOS

Os autores agradecem a todos aqueles que direta ou indiretamente contribuíram para a construção desta política de estado vitoriosa e exemplar que é o nosso Sistema Único de Saúde (SUS).

O SUS é um orgulho de todos nós que somos brasileiros e trabalhamos pelo bem-estar de nossa gente e para a construção de uma sociedade justa e sadia. Devemos agradecer ao povo brasileiro, que assumiu o SUS e cuida dele, juntamente com os gestores públicos de saúde de todos os níveis, e que contribui para mantê-lo e aperfeiçoá-lo sempre e cada vez mais.

Para nós, autores deste livro, foi uma enorme responsabilidade escrever sobre algo tão caro e importante para nossa sociedade. Pedimos desculpas se houver algum esquecimento ou impropriedade histórica. Procuramos fazer o nosso melhor.

Agradecemos à Editora da Unicamp, que acolheu nossa obra, inserindo-a em seu acervo. A Universidade Estadual de Campinas (Unicamp) foi uma importante protagonista na história do SUS, como será descrito em nosso texto.

Enfim, este agradecimento é para todos que fazem do SUS a política de Estado mais vencedora de nossos tempos.

SUMÁRIO

Prefácio – Resgate aos pioneiros do Sistema Único de
Saúde (SUS) – Uma política pública de sucesso 9

Introdução – Uma conquista civilizatória 13

I – Nascimento da saúde pública no Brasil e
seus antecedentes 21

II – Novos paradigmas e o direito à saúde 37

III – 3ª Conferência Nacional de Saúde e golpe militar 51

IV – A reforma sanitária e o esboço do SUS 71

V – Experiências locais pioneiras 109

VI – Conferência de Alma-Ata e Atenção
Primária à Saúde 127

VII – Novos passos para a democracia e a 8ª Conferência
Nacional de Saúde 137

VIII – A criação do SUS na Assembleia
Nacional Constituinte 151

IX – Preparação e viabilização do SUS com o Suds 173

X – Regulamentação e implantação do SUS 181

XI – As novas políticas do sangue e da saúde mental 191

XII – Conquistas e desafios do SUS 213

Palavras finais 229

Linha do tempo do SUS 231

Referências bibliográficas 235

PREFÁCIO

RESGATE AOS PIONEIROS DO SISTEMA ÚNICO DE SAÚDE (SUS) – UMA POLÍTICA PÚBLICA DE SUCESSO

Carmino Antonio de Souza

Se houve "um lado bom do que é ruim", foi a demonstração da absoluta necessidade, da eficiência, do compromisso público etc. do Sistema Único de Saúde (SUS) durante a pandemia do novo coronavírus (SARS-CoV-2) e da doença correspondente, a covid-19. Como é de conhecimento de grande parte de nossa população, o SUS foi criado e inserido na Constituição de 1988 e foi uma das maiores conquistas sociais do Brasil contemporâneo. Entretanto, esse conhecimento e o real valor do SUS foram sendo construídos e consolidados de modo que conseguimos demonstrações de absolutos respeito e admiração de grande parte da sociedade nos tempos recentes. Essas demonstrações públicas foram muitas e emocionantes em muitos momentos durante a pandemia. "Sem o SUS, seria a barbárie" em nosso país, como visto em outras nações, inclusive em países com maior grau de industrialização. Tantas vezes ouvimos e utilizamos essa frase... Nós, que militamos na saúde pública, sabíamos, sabemos e lutamos pelas bandeiras do SUS. Entretanto, isso não era consenso, e muitas vezes o sistema foi depreciado, injustamente atacado e até ameaçado de extinção com propostas absolutamente não factíveis. Mas tudo isso parece ter passado, felizmente, e o SUS está sólido e intocável.

O que a maioria da população e da sociedade organizada não conhece é a belíssima história que antecedeu a sua instalação e as lutas de grandes brasileiros para incluir o SUS na Constituição de 1988 e para dar sustentação política, institucional, econômica e jurídica ao sistema recém-criado. Nesta obra, os autores discorrem sobre todos os movimentos que precederam a instalação do SUS e sobre as ações para dar-lhe institucionalidade e legalidade após a promulgação da Constituição. A obra pretende resgatar grandes e ilustres figuras públicas que dedicaram suas vidas ao Sistema Único de Saúde. Todos podem imaginar quantos fatos e eventos ocorreram para que esses heroicos protagonistas pudessem vencer a resistência à criação do maior sistema público de acesso universal de todo o mundo. O livro apresenta a intimidade desse processo, com fatos curiosos e decisivos e com os créditos que nunca poderiam deixar de ser dados a esses intelectuais e estrategistas da saúde pública.

O texto pretende retratar todos os caminhos percorridos até que pudéssemos ter o SUS na Constituição brasileira, como a 8ª Conferência Nacional de Saúde, marco dessa luta incansável, os sistemas ainda provisórios que antecederam o SUS, como os Pró-Assistências I e II e o Sistema Unificado e Descentralizado de Saúde (Suds). Este último foi fundamental, pois sua operacionalização, mesmo antes da Constituição, já demonstrava o avanço que teríamos na qualidade, para a população, de acesso aos serviços, bem como nas relações interfederativas e na contratação dos serviços de saúde no âmbito da administração pública.

Vivíamos um período de extrema gravidade econômica, com a hiperinflação que nos assombrava e a transição do regime militar para o civil, a qual ainda não havia se concretizado. Ainda assim, a esperança de construir um sistema de saúde público para todos, de acesso universal e gratuito, aproximou um conjunto enorme de profissionais cujo único objetivo era a criação e a sustentação do SUS. Era criado, assim, o "partido sanitário", para garantir que o SUS fosse concretizado e constantemente aperfeiçoado em sua estrutura e em suas ações.

O SUS é muito mais do que assistência à saúde. Ele engloba ações de prevenção, vigilância em saúde, planos nacionais de extrema relevância, como o Plano Nacional de Imunizações (PNI), o combate ao HIV e o tratamento da Aids, os transplantes, a hematologia e a hemoterapia, a defesa antimanicomial, entre outros. Estávamos saindo do sistema do antigo Instituto Nacional de Assistência Médica da Previdência Social (Inamps), com sua lógica inadequada ao que se pretendia. Estávamos acabando com os pacientes "indigentes" (sem qualquer direito ou acesso à saúde). Enfim, estava sendo construído algo novo, revolucionário, necessário à população mais pobre e que abria as portas ao ensino, à pesquisa, à inovação e à assistência à saúde, desde a primária (ou básica) até a quaternária, de modo acessível e competente. O desafio de contextualizar esse período de nossa história e de reportá-lo de maneira ao mesmo tempo fiel, leve e afetuosa está colocado neste livro. Gostaríamos que nossos leitores tivessem contato com figuras dessa nossa história, contada por protagonistas dos fatos reais, que dedicaram tempo, energia, saúde, ideologia à criação do SUS.

Tenham uma ótima leitura!

INTRODUÇÃO

UMA CONQUISTA CIVILIZATÓRIA

Cena 1. No dia 23 de outubro de 1899, um passageiro ilustre, de 28 anos, bigodes castanhos escuros, embarca na primeira classe de um trem da São Paulo Railway Company, na capital paulista, com destino a Santos. O paulista Oswaldo Cruz (1872-1917) viaja com um "Passe por conta do governo", que "deve ser mostrado aos empregados da Companhia, quando pedido, e entregue finda a viagem".[1]

Em Santos, o jovem e já famoso médico vai se juntar ao mineiro Vital Brazil (1865-1950) e ao carioca Adolfo Lutz (1855-1940), que estavam na cidade desde o início de outubro fazendo exames e pesquisas como primeiras medidas de combate a um possível surto de peste bubônica. Ratos mortos se amontoavam no porto e nas casas de santistas, e os sintomas dos doentes examinados eram muito parecidos com os da evolução da enfermidade provocada pela *Yersinia pestis.*

Com a chegada de Oswaldo Cruz, que tinha na bagagem uma estadia de três anos em Paris, estudando no Instituto Pasteur, logo o diagnóstico foi concluído. Era mesmo peste bubônica. Os pacientes foram então tratados em um hospital de isolamento, com soro antipestoso importado. Depois surgiram casos na capital.

[1] Biblioteca Virtual Oswaldo Cruz.

14 | INTRODUÇÃO

Esses fatos levaram o diretor do Serviço Sanitário de São Paulo, Emílio Ribas (1862-1925), a iniciar o processo que resultaria na criação do Instituto Soroterápico, depois Instituto Butantan, a 23 de fevereiro de 1901, uma instituição idealizada para viabilizar a produção nacional de soro antipestoso e outros medicamentos destinados ao enfrentamento das muitas doenças tropicais que assolavam um país ainda majoritariamente rural, um país com enormes sequelas na estrutura social, resultantes de séculos de escravidão, abolida pouco antes, país que, na virada de século, tinha menos de 20 milhões de habitantes, com escassa oferta de atendimento médico, executado basicamente por instituições filantrópicas católicas, como a Santa Casa de Santos, a primeira do Brasil.

Cena 2. Uma outra viagem da capital paulista à Baixada Santista, desta vez aérea. Em abril de 1993, o secretário estadual de Saúde de São Paulo, Carmino de Souza, faz sua estreia em deslocamento de helicóptero para verificar *in loco* a situação decorrente do princípio de surto de cólera na região, que ameaçava sobretudo a comunidade conhecida como México 70, de cerca de 19 mil pessoas moradoras de palafitas, em São Vicente.

A apreensão natural em uma primeira viagem nesse tipo de veículo aumenta quando, na transição do Planalto para a Baixada Santista, há uma queda vertiginosa, pois todo o chão "desaparece" de repente. O helicóptero balança, sem os instrumentos presentes em aviões, voando somente com a habilidade do piloto, que, em determinado momento, avisa sobre como seria a aterrissagem em Santos: seguindo o curso da linha do trem, originalmente a ferrovia que um século antes tinha transportado Oswaldo Cruz para o combate à peste.

Em São Vicente, o secretário informa que o governo estadual destinaria novos recursos para as medidas de enfrentamento da cólera, que acabou sendo controlada com um elenco de ações, deixando no estado de São Paulo o saldo de 15 casos importados e 11 autóctones em 1993, e de 93 casos em 1994, sendo 77 autóctones, com seis óbitos. Todos os casos de 1994 em São Paulo foram identificados na Baixada Santista, 71,42% deles em São Vicente, com quatro óbitos.[2] O Brasil de 1993 já era outro, eminentemente urbano, com mais de 150 milhões de habitantes, quase oito vezes mais do que em 1899. Mas as fraturas sociais permaneciam, como era possível comprovar pela eclosão de casos de cólera ameaçando uma comunidade que vivia em condições desumanas. Mais uma vez, uma epidemia como uma lâmina sobre a cabeça dos mais vulneráveis.

A grande diferença, contudo, era que naquele momento os mais vulneráveis, mas não somente eles, começavam a contar com o mais abrangente e democrático conjunto público de recursos para atendimento gratuito à saúde de todo o planeta. No dia 5 de outubro de 1988, com a promulgação da nova Constituição brasileira, que selava a completa transição da ditadura para o regime democrático, estava oficialmente criado o SUS, nos termos dos artigos de 196 a 200.

Demorou quase dois séculos, desde a abertura das primeiras faculdades de medicina no Brasil, e quase um, desde a inauguração da Fiocruz e do Instituto Butantan, para o país finalmente consolidar o oferecimento, a qualquer cidadão brasileiro, de um sistema de saúde universal, gratuito e gerido de forma democrática.

A efetiva implantação do SUS não se deu imediatamente com a promulgação do novo texto constitucional. Vários passos ainda seriam dados para a sua concretização, ainda incompleta, com recursos pactuados entre União, estados e municípios.

Em mais de três décadas, o SUS sofreu vários abalos, com importantes cortes de verbas, como no período de criação do Plano Real e, mais recentemente, com a emenda de teto de gastos, que

[2] Scaff, 2001, pp. 70-71.

16 | INTRODUÇÃO

retirou enormes recursos da Saúde, da Educação e de outras áreas sociais.

Mesmo com todos os ataques que sofreu, o SUS demonstrou toda a sua gigantesca dimensão quando o Brasil e todo o planeta foram surpreendidos com a mais grave crise sanitária desde a gripe espanhola de 1917-1918. A pandemia de covid-19, assim qualificada pela Organização Mundial da Saúde em março de 2020, caiu como um tsunâmi sobre os sistemas de saúde de todos os países, indiscriminadamente.

No Brasil não foi diferente, com o agravante de que posturas do governo federal foram determinantes para a gestão inadequada da pandemia, sobretudo no ano de 2020. Mas o SUS acabou prevalecendo, e graças a ele milhares, talvez milhões, de mortes foram evitadas em território brasileiro.

As vacinas contra a proliferação do SARS-CoV-2, desenvolvidas em parceria justamente com aquelas instituições centenárias que nasceram do esforço dos sanitaristas pioneiros do século XIX, foram distribuídas na estrutura do SUS. Também tem a marca SUS o atendimento aos milhões de brasileiros atingidos pela covid, sem esquecer os cuidados com pacientes de outras doenças, as quais continuaram provocando dor e desespero em tantas famílias.

Muitas vezes criticado, geralmente por porta-vozes de interesses corporativos de diversas naturezas, o SUS saiu muito fortalecido da pandemia. Mas ele precisa ser ainda mais reforçado, porque novos desafios continuarão emergindo de um estilo de vida que, na realidade, joga contra a vida com verdadeira qualidade, em um planeta que sofre graves crises simultâneas, como a das mudanças climáticas e a da rápida destruição da biodiversidade.

Escrito com base no depoimento de muitos personagens diretamente envolvidos e em vasta pesquisa documental, este livro busca documentar a trajetória dessa grande epopeia civilizatória chamada SUS. É o Brasil, que ainda sofre as marcas de um dos maiores crimes cometidos na história da humanidade – o tráfico e a exploração da escravidão –, dando um exemplo de respeito integral à cidadania, como pensavam os ideólogos da Revolução Francesa ou os artífices da Declaração Universal dos Direitos Humanos, de 10 dezembro de 1948.

E é uma trajetória com múltiplos atores, escrita com milhares de mãos, embora com nomes que mereçam ser evidenciados, pelo seu comprometimento total com a causa do bem comum. São vários segmentos sociais e grupos de profissionais envolvidos no roteiro de construção do SUS, com o natural destaque para médicos sanitaristas e de outras especialidades, preocupados acima de tudo com o que mais importa em uma gestão pública, a garantia da vida plena para o cidadão e a cidadã. Neste roteiro, não falta a decisiva contribuição internacional, de protagonistas como a Organização Pan-Americana da Saúde (Opas) e de eventos como a Conferência Internacional de Cuidados Primários em Saúde, em Alma-Ata, na então União Soviética, em 1978.

O processo histórico que evolui até a criação e a estruturação do SUS começa a se acelerar no momento em que o Brasil transita rapidamente para a urbanização, desde a década de 1950. Em 1955 e 1956, a Opas realiza seminários em Viña del Mar e Tehuacán, para discutir a importância da saúde preventiva, e esses eventos tiveram enorme influência na mentalidade médica da época.

Participante do seminário de 1955 em Viña del Mar, o paulista Walter Leser imediatamente iniciou os entendimentos para a criação do Departamento e Instituto de Medicina Preventiva na Escola Paulista de Medicina. Secretário estadual da saúde entre 1967-1970 e 1975-1979, Leser promoveu em sua segunda gestão no cargo a realização de um "curso curto" que capacitou centenas de médicos sanitaristas.

O Brasil vivia o período crítico da ditadura militar, e a luta por uma saúde pública para todos e de qualidade se confundia

18 | INTRODUÇÃO

necessariamente com a luta pela democracia. Os acontecimentos se precipitaram nesse momento, conhecido como o da *luta pela reforma sanitária* no país.

Em 1976, três fatos foram cruciais para impulsionar o necessário debate: a criação do Centro Brasileiro de Estudos de Saúde (Cebes) e o lançamento do documento "A questão democrática na área da saúde", por Hésio Cordeiro, José Luís Fiori e Reinaldo Guimarães, ambos no Rio de Janeiro, e a publicação do primeiro número da revista *Saúde em Debate*, em São Paulo.

Todos esses ingredientes coincidiam, naquela fase histórica, com o desenvolvimento de experiências locais inovadoras em atendimento comunitário à saúde, verdadeiras sementes lançadas para o que viria a ser o SUS, em municípios como Montes Claros (MG), Londrina (PR), Niterói (RJ) e Campinas (SP), neste último caso, com a preciosa contribuição de professores e estudantes da Unicamp.

Em 1978, Campinas sedia o 1º Encontro Municipal de Saúde, onde são discutidas algumas dessas experiências locais. A ideia de uma saúde pública se expande em setores populares e, no mesmo ano, é criado em São Paulo o pioneiro Conselho Comunitário de Saúde da Zona Leste.

A sistematização das ideias em curso ocorreria, por sua vez, no 1º Simpósio sobre Política Nacional de Saúde, realizado pela Comissão de Saúde da Câmara dos Deputados. O evento no coração do poder contou com a participação de muitos perseguidos pelo regime militar. Durante o Simpósio, o médico sanitarista Sergio Arouca – que, depois de liderar uma iniciativa inovadora em Campinas, havia se transferido para o Rio de Janeiro, onde se destacaria na presidência da Fiocruz – apresenta um documento com muitas ideias que fundamentam um esboço do futuro SUS.

O governo militar estava próximo do fim e, em 1982, é criado o Conselho Nacional de Secretarias Estaduais da Saúde (Conass), que teria papel de peso nas articulações pela criação do SUS. O ideário de um Sistema Único de Saúde ganha adeptos na gestão de Carlos Sant'Anna à frente do Ministério da Saúde no governo José Sarney e, em 1986, a 8ª Conferência Nacional de Saúde, no Ginásio de Esportes de Brasília, seria decisiva na conjunção de esforços, inteligências e afetos para a criação do SUS. A arquitetura do SUS estava presente no documento final da Comissão Nacional da Reforma Sanitária, fruto da 8ª Conferência Nacional.

O pensamento amadurecido vai ser plasmado e concretizado durante a histórica Assembleia Nacional Constituinte, entre 1987 e 1988, talvez os anos em que o Brasil mais esteve aberto à inovação e à inteligência a favor do coletivo e dos direitos fundamentais da cidadania. De modo concomitante, novos ingredientes são adicionados com a criação do Sistema Unificado e Descentralizado de Saúde (Suds, um antecessor do SUS) e do Conselho Nacional das Secretarias Municipais de Saúde (Conasems).

O Suds é lançado pelo decreto federal n. 94.657, de 20 de julho de 1987. Em 20 de maio de 1988, por sua vez, o governo paulista edita o decreto estadual n. 28.410, reconhecendo em São Paulo o Suds como o sistema de saúde estadual. Ambos os instrumentos jurídicos foram formulados com a marcante participação do carioca Guido Ivan de Carvalho, considerado o primeiro advogado sanitarista brasileiro e que viveu muitos anos em Campinas.

De fato, o secretário estadual da Saúde de São Paulo, José Aristodemo Pinotti, firma-se como um forte defensor da municipalização da Saúde e promove avanços no contexto da edição do Suds. Com a iniciativa paulista, a implementação do SUS é questão de tempo.

E o SUS é inscrito nos artigos de 196 a 200 da Constituição, depois de uma árdua articulação envolvendo universidades, médicos e vários outros atores. Mas o processo ainda não havia acabado – a estruturação do SUS dependeria de outros passos, como a edição das leis orgânicas (n. 8.080 e n. 8.142) do Sistema Único de Saúde, de 1990.

O processo com certeza continua, e terá muitos desdobramentos no pós-pandemia, um evento que ainda trará muitos impactos sociais e culturais em todo o planeta. No Brasil, que sofreu tanto com a covid-19, ficou ainda mais consistente a convicção da relevância do SUS, de seu papel para um país de fato justo e respeitador da cidadania. Hoje, mais de 80% da população brasileira depende exclusivamente do SUS para a proteção de sua saúde.

Este livro é um tributo às pessoas que tanto lutaram por ideias que culminaram na constituição do SUS, o qual firma o paradigma da saúde como direito coletivo e não apenas como objeto de filantropia ou privilégio de poucos. Uma das principais contribuições do Brasil para a civilização humana.

I

NASCIMENTO DA SAÚDE PÚBLICA NO BRASIL E SEUS ANTECEDENTES

A história da saúde pública no Brasil, em uma trajetória que vai culminar no avanço civilizatório que o SUS representa, é marcada pela atuação coletiva de profissionais da saúde e de outras áreas que foram tecendo uma rede de ideias e de afetos direcionada ao direito fundamental à vida, para todos, no mais profundo sentido de cidadania. Como será visto neste texto, algumas pessoas se destacam em seus contextos históricos, com contribuições especiais.

De fato, é necessário evidenciar sempre o pano de fundo histórico da trajetória da saúde pública no país, e ela será efetivamente influenciada pela forma de ocupação e desenvolvimento do Brasil desde a chegada dos portugueses em 1500. São três fatores que influenciaram diretamente a evolução da saúde pública no país.

Em primeiro lugar, o modelo de ocupação geográfica, concentrado em grande parte ao longo do imenso litoral brasileiro, de mais de 7 mil quilômetros. Foi nas cidades litorâneas e em uma faixa de cerca de 100 quilômetros pelo interior que se fixou a grande parte da população desde o chamado "descobrimento".

Com isso, a imensa maioria dos serviços públicos de saúde também se concentrou nessa faixa litorânea ou próxima ao litoral. Do mesmo modo, os profissionais da saúde se fixaram majoritariamente nessa faixa geográfica, o que repercutiu muito em termos de ausência de médicos, enfermeiros e outros profissionais no grande interior, um desafio a transpor que continua muito contemporâneo.

Em segundo lugar, a atenção à saúde em seus primórdios, no Brasil Colônia sobretudo, mas também no período monárquico, foi marcada pela atuação de instituições caritativas ligadas à igreja católica, notadamente as "santas casas de misericórdia". Esse modelo de atendimento à saúde, de perfil caritativo e/ou filantrópico, influenciou durante muito tempo a área da saúde, que ao longo de séculos, portanto, não foi vista como um direito de cidadania extensivo a todos os brasileiros. Era quase um ato de caridade.

O desenvolvimento das santas casas de misericórdia no mundo português aconteceu, não por acaso, de forma simultânea à ocupação do Brasil e de outras colônias lusitanas. A primeira santa casa foi fundada a 15 de agosto de 1498, em Lisboa, tendo como patronesse a rainha Leonor de Lencastre. Foi a origem da Confraria de Nossa Senhora de Misericórdia. Ainda em 1498, dois anos, portanto, antes da chegada de Pedro Álvares Cabral ao litoral nordestino, foram fundadas mais dez santas casas de misericórdia, oito das quais em Portugal e duas na Ilha da Madeira.

Há controvérsias sobre a primeira santa casa no Brasil, que segundo alguns registros teria sido fundada em 1539, em Olinda. De qualquer modo, essa instituição durou pouco e ainda existe desacordo entre historiadores sobre suas atividades.

A primeira Santa Casa de Misericórdia do Brasil ainda em plena atividade, com atendimento regular a milhares de casos de pequena, média e grande complexidade, é a de Santos. Foi fundada em 1543 pelo fidalgo português Brás Cubas (1507-1592). Grande sesmeiro na capitania de São Vicente, esse lusitano nascido no Porto fundou engenhos de açúcar, fortes e igrejas na Baixada Santista, além de um porto que sinalizava a vocação econômica da região.

Depois de Santos, vieram as santas casas do Espírito Santo (1545), Salvador (1549), São Paulo (1599), Ilhéus (1564), Rio de Janeiro (1582),

João Pessoa (1585), Itamaracá (1611), São Luís (1622), Igarassu (1629) e Belém (1650). Estava se consolidando um modelo de atenção à saúde com a perspectiva caritativa e/ou filantrópica, com forte tonalidade do pensamento católico.[1]

O terceiro fator associado ao padrão de ocupação do Brasil que influenciou os antecedentes da saúde pública no país está diretamente ligado ao primeiro. Os assentamentos urbanos fixados majoritariamente ao longo do litoral tiveram impacto devastador sobre seu bioma original, a Mata Atlântica. Originalmente cobrindo mais de 1 milhão de quilômetros quadrados, a Mata Atlântica, depois de mais de 500 anos de história de ocupação desenfreada, foi reduzida a menos de 10% de sua área de cobertura, com remanescentes hoje dispersos pela região litorânea.

A destruição da Mata Atlântica influenciou diretamente uma das principais marcas da história brasileira desde o período colonial, a proliferação de epidemias, sempre presentes no mapa do país, de norte a sul, de leste a oeste. De certo modo, a história da saúde pública no Brasil é a história da preparação para o enfrentamento de epidemias e, eventualmente, pandemias, como no caso da gripe espanhola no início do século XX e, mais recentemente, da pandemia de covid-19.

Uma luta multissecular

De fato, doenças tropicais provocaram milhares de mortes no Brasil, desde a chegada dos primeiros europeus, e os indígenas foram as primeiras grandes vítimas. Depois, as vítimas preferenciais foram os escravizados negros, arrancados à força de sua morada original.

---

[1] Franco, 2014, p. 17.

A luta contra as doenças epidêmicas iria marcar toda a trajetória da saúde pública no país.

Os primeiros surtos de varíola, que provocaram 70 mil mortes, devastaram o povo caeté na Bahia, entre 1562 e 1563. Novos surtos, em 1721-1733 e 1743, dizimaram muitos grupos indígenas na Amazônia. A varíola, ou peste das bexigas, como era conhecida popularmente, é provocada pelo vírus *Orthopoxvirus variolae*. Assim o padre José de Anchieta descreveu em carta ao seu superior na Europa, o padre Lainez, o pavor que os indígenas sentiam quanto infectados pela varíola:

> Todo seu corpo se cobre, dos pés à cabeça, com uma lepra mortal que parece couro, e que depois ocupa a garganta por dentro, e a língua, de maneira que só com muita dificuldade conseguem confessar-se, e em três ou quatro dias morrem. Sua carne se parte, pedaço a pedaço, ficando a matéria tão podre que deles sai um fedor terrível, de maneira que atrai moscas como carne morta e apodrecida, as quais põem sobre eles vermes que, se não os socorressem os vivos, os comeriam.[2]

A varíola foi um terror no Brasil Colônia, mas não a única doença transmissível. Sarampo, rubéola, escarlatina, tuberculose, febre tifoide, malária, disenteria e gripe foram outras doenças introduzidas no país no período, atacando majoritariamente os indígenas sem defesas naturais, mas também os novos moradores de um país tropical propenso à transmissão de enfermidades e com escasso atendimento médico.

[2] A citação é uma tradução livre de: "Cubre-se todo el cuerpo, de pies a cabeza, de una lepra mortal que parece cuero de cajón y ocupa luego la garganta por dentro, y la lengua, de manera que con mucha dificultad se puede confesar, y en tres o cuatro días muere. Quiebra-se-les la carne, pedazo a pedazo, con tanta podredumbre de materia, que sale delos un terrible hedor, de manera que acuérdeles las moscas, como a carne muerta y podrida, y sobre ellos les ponen gusanos que si no les socorriesen vivos los comerían". (Taunay, 1921, p. 111).

Entre os inúmeros documentos depositados na Biblioteca Nacional registrando a tragédia das epidemias no Brasil Colônia está um *Tratado único da constituição pestilencial de Pernambuco*, de autoria de João Ferreira da Rosa e datado de 7 de setembro de 1693. O documento foi escrito em Lisboa e é acompanhado de um parecer de João Bernardes de Morais.

O serviço médico ao longo da maior parte do período colonial, até a criação da Junta do Protomedicato no reinado de dona Maria I, em 1782, era reservado aos físicos e cirurgiões que conseguissem a licença para a sua prática profissional com as duas autoridades médicas máximas: o cirurgião-mor e o físico-mor. E eram poucos os habilitados, residindo basicamente nas maiores cidades litorâneas, como Salvador, Recife e Rio de Janeiro. Os físicos atendiam aos membros da coroa, das câmaras municipais e das tropas, fazendo exames, assinando diagnósticos e algumas receitas para os atendidos. Os cirurgiões realizavam sangrias e aplicavam ventosas, usando equipamentos como agulhas, escalpelos e lancetas. Remédios mais complexos podiam ser receitados apenas por médicos formados em Coimbra.[3]

Um marco para a saúde pública no Brasil foi a fundação da primeira faculdade de medicina, em Salvador, em 18 de fevereiro de 1808. Nascida como Escola de Cirurgia da Bahia, passaria a ser denominada como Academia Médico-Cirúrgica da Bahia em 1816, Faculdade de Medicina da Bahia em 1832, Faculdade de Medicina e Farmácia da Bahia em 1891, Faculdade de Medicina da Bahia em 1901, Faculdade de Medicina da Universidade da Bahia em 1946 e finalmente Faculdade de Medicina da Universidade Federal da Bahia em 1965.

A faculdade de medicina foi criada em Salvador por recomendação, ao príncipe-regente dom João, do pernambucano José Corrêa Picanço, cirurgião da real câmara, lente jubilado da Faculdade de Medicina da

---

[3] Edler, 2018.

26 | NASCIMENTO DA SAÚDE PÚBLICA NO BRASIL E SEUS ANTECEDENTES

Universidade de Coimbra. Picanço morava em Portugal, mas voltou ao Brasil em 1808, quase concomitante ao desembarque no Brasil de dom João e de toda a corte portuguesa, fugindo do bloqueio imposto na Europa por Napoleão Bonaparte. A presença da corte gerou muitas mudanças no modo de vida na colônia, e uma delas foi a criação de faculdades como a de medicina em Salvador. A decisão régia para essa criação, a 18 de fevereiro de 1808, foi expedida pelo ministro do reino dom Fernando José de Portugal ao capitão-general da Bahia, conde da Ponte (João Saldanha da Gama).[4]

Ato contínuo, no dia 5 de novembro de 1808, outra carta régia criava a Escola Anatômica, Cirúrgica e Médica do Rio de Janeiro, a segunda faculdade de medicina brasileira. Alguns autores, como Lycurgo de Castro Santos Filho, entendem que na prática essa escola já tinha sido criada com a nomeação, a 2 de abril de 1808, do cirurgião Joaquim da Rocha Mazarém para uma cadeira de Anatomia no Rio de Janeiro.

Com as duas instituições criadas, começava um novo período para a medicina no Brasil. Se a formação continuava tradicional, era então em território brasileiro, com as influências do país tropical.

O certo é que, mesmo com a formação de médicos no Brasil, as epidemias continuavam fazendo milhares de vítimas pelo país, agora com o devido registro pela imprensa, outra novidade introduzida no Brasil com a instalação da corte no Rio de Janeiro, capital nacional de 1763 a 1960.

UMA CIDADE CONTRA AS EPIDEMIAS

Um exemplo específico de cidade que sempre lutou contra as epidemias, desde o período colonial, é o de Campinas, no interior

---

[4] Fortuna, 2014.

de São Paulo. De certo modo, esse enfrentamento das epidemias contribuiu para a construção, em Campinas, de um clima favorável a ações públicas na área de saúde, inclusive, como veremos, algumas das sementes do SUS.

O caso particular de Campinas é aqui destacado justamente por ser a cidade por onde passaram algumas das pessoas fundamentais no processo de construção do Sistema Único de Saúde. Mas isso apenas ocorreu porque, historicamente, a cidade sempre esteve muito voltada para ações de proteção à saúde de seus moradores.

De fato, na Freguesia de Nossa Senhora da Conceição das Campinas do Mato Grosso, criada a 14 de julho de 1774, depois a Vila de São Carlos – assim como em todo território paulista –, eram frequentes por exemplo os casos de varíola. Vila de São Carlos foi o segundo nome da cidade de Campinas, e este último nome se tornou definitivo a partir de 1842.

Em função de um desses surtos, em 1854, levando vários escravizados a óbito, emergiu a ideia de construção de um hospital, na época denominado *lazareto*, na já cidade de Campinas. A iniciativa foi de Joaquim Corrêa de Melo, um farmacêutico e botânico que tinha adquirido respeito em âmbito internacional e que era delegado de polícia.

Presidida por Antônio Francisco do Amaral Gurgel, a Câmara Municipal, que detinha o poder político na época, aprovou o projeto de construção de um lazareto de "25 palmos em quadra, entre as estradas de Sete Quedas e de São Paulo, pegado ao valo do capitão Elisário de Camargo Andrade". O projeto previa que a construção seria de "madeira roliça, porém de qualidade, e coberto de telhas".[5]

Mas o projeto ficou na intenção, pelo orçamento de 216 mil réis ter sido considerado alto pelos vereadores. A falta de um hospital fez sentir sua gravidade no ano seguinte, 1855, quando houve urgente

---

[5] Mariano, 1970, p. 69.

mobilização para o enfrentamento da aproximação de uma epidemia de cólera, e sobretudo depois, em 1858, quando a varíola provocou muitas mortes na população, em particular entre os mais pobres. Na metade da década de 1850, uma epidemia de cólera se disseminou pelo país, a partir do Pará, de acordo com estudos recentes. Entre 1855 e 1856, a doença provocou mais de 200 mil óbitos por todo o Brasil, e a notícia de que a cólera estava chegando a Campinas gerou um clima de terror.

O alerta foi feito em documento remetido à cidade pelo governo provincial, lido aos vereadores pelo presidente Amaral Gurgel na sessão de 20 de agosto de 1855. Uma comissão foi então criada para fiscalizar as posturas que deveriam ser seguidas pela população.

Uma das tarefas da comissão era "não consentir águas estagnadas, animais mortos e putrificados nas mesmas, que devem ser enterrados em lugares distantes da povoação por conta da Câmara, ignorando-se a quem pertencem, e ao contrário: por conta de seus donos".

Por conta da municipalidade, no caso dos moradores pobres, seria igualmente providenciada a caiação do interior das residências. Outra medida, dirigida aos fazendeiros donos de escravos, ratifica quem eram as vítimas em potencial da cólera, assim como das outras doenças tropicais que proliferavam pelo país. Dizia o elenco de medidas sugeridas pela Câmara:

> Sendo a cólera uma moléstia que acomete com especialidade a classe baixa, e a gente de cor, deem à sua escravatura uma alimentação nutritiva e substancial, muito principalmente junto com o feijão, temperado com gordura e angu, carne de vaca ou de porco, devendo, porém, desde já observar-se esta medida e não a aguardar até estarmos com o flagelo entre muros, porque neste caso poderia uma mudança rápida neste sentido ser mais prejudicial do que salutar. Igualmente fazer ver aos mesmos donos de escravos que os conservem bem-vestidos, e lhes deem bons cobertores para se cobrir de noite; nunca deixá-los sair para o

serviço da roça em jejum e, sendo possível, suspender o serviço durante a maior força do sol.[6]

Os pobres também poderiam adquirir gratuitamente remédios em uma farmácia. De novo falou-se na edificação de um lazareto, mais uma vez não concretizado, em terras de Tomás Luís Alves, sendo indicado o final da rua Sacramento como o local ideal para o depósito de lixo. O depósito inapropriado na frente das casas seria motivo de multa. A cidade foi dividida em duas áreas em setembro de 1855, para facilitar o eventual combate à cólera. As zonas sanitárias seriam coordenadas por dois "homens bons", que teriam a responsabilidade de articular o trabalho dos fiscais. Joaquim Egídio de Souza Aranha coordenaria uma zona, entre a atual avenida Anchieta e a rua Barão de Jaguara. José Francisco de Andrade seria responsável por outra zona, entre a Rua de Cima (rua Barão de Jaguara) e o local onde atualmente está o Mercado Municipal.

Não foram registrados casos de cólera na oportunidade em Campinas, mas dois anos depois os vereadores pediram recursos ao governo estadual para a construção de um chafariz na cidade, como impacto da preocupação sanitária despertada pelo pânico vivido em 1855.

Informa José Pedro Martins em *Vocação solidária*:

> Em agosto de 1858 os vereadores são comunicados, pela Tesouraria Provincial, que seriam liberadas verbas para a instalação de três chafarizes na cidade, medida que se concretizaria, entretanto, somente em 1873. Em setembro Campinas voltaria ao estado de alerta máximo, pela confirmação de casos de varíola na cidade.[7]

---

[6]   Tripoli, 2001, pp. 36-48.
[7]   Martins, 1998, p. 33.

Em setembro de 1858 de fato um surto de varíola foi registrado em Campinas, e o alerta começou em pleno Paço Municipal. A advertência foi feita pelo delegado de polícia, dando conta de que dois presos estavam com a "peste das bexigas". Na época, a cadeia ficava no mesmo prédio da Câmara Municipal, no caso, no largo do Carmo, onde atualmente fica a estátua de Carlos Gomes, no centro da cidade. O presidente da Câmara, Henrique Pupo de Moraes, determinou o fechamento do Paço. Todos os presos foram vacinados e mais uma vez foi cogitada a construção de um lazareto. Este viria, finalmente, anos depois que o surto de varíola, em 1858-59, deixou um número de vítimas não conhecido com exatidão. Novos surtos, em 1874 e 1875, exigiram medidas mais duras. Isso quando a cidade dava sinais de progresso, como nos casos da instalação da Companhia Paulista de Estradas de Ferro (1872) e dos Colégios Florence (1863), Culto à Ciência (1869) e Internacional (1872).

Ocorre que, mesmo com esses avanços, a grande desigualdade permanecia. Em 1872, os negros e mulatos somavam 57,2% da população total, de 31.176 pessoas. Foi de negros a maior parte das dezenas de vítimas de um novo surto de varíola, que voltou a atemorizar a cidade no período. Em 1874, as reuniões da Câmara Municipal deixaram novamente o Paço, que voltou a ser fechado, porque a doença estava acometendo outros presos na cadeia pública. Em 1875, apenas no mês de maio foram computadas 53 vítimas fatais. Quem tinha recursos fugia, e quem permanecia na cidade, em sua imensa maioria, eram os mais pobres.

Uma nova modalidade de "medida profilática" foi inaugurada com os surtos de 1874-1875. Um esquema orientado para camuflar as mortes pela "peste das bexigas" foi sugerido pela autoridade policial e aceito pela Câmara, presidida pelo barão de Três Rios. A operação era simples: uma equipe de quatro pessoas saía à noite e, iluminada com querosene, recolhia os "bexiguentos", relata José

A EPOPEIA DO SUS | 31

Pedro Martins.[8] O autor cita Júlio Mariano, que informou que os mortos pela varíola, transportados em sinistras carroças, eram então enterrados em cova única.[9]

Nesse cenário de enfrentamento de muitas enfermidades, começaram a proliferar as instituições médicas em Campinas, também como reflexo do crescimento da força do café.

Em 1870 foi criada a Casa de Saúde São Vicente de Paulo; em 1871, a Casa de Saúde Senhor Bom Jesus, e em 1874, a Casa de Saúde Germano. Amadurecia, também, a ideia de construção de uma casa de misericórdia, como as existentes em outras partes do país. O líder da iniciativa foi o padre Joaquim José Vieira, que trabalhava como vigário na cidade desde 1860. Uma doação, de Maria Felicíssima de Abreu Soares, viúva do comendador Joaquim José Soares de Carvalho, viabilizou recursos para o começo da edificação, que apenas foi concluída, porém, após grande campanha popular de doação.

No dia 19 de novembro de 1871 foi lançada a pedra fundamental, e novas doações, de pessoas anônimas a célebres, como o próprio imperador dom Pedro II e empresários como Antônio Francisco Guimarães, o "Bahia", resultaram na construção do primeiro edifício Santa Casa, inaugurado a 1º de outubro de 1876.[10]

A Santa Casa de Misericórdia de Campinas, que, como veremos, também tem lugar na trajetória que levaria ao processo de construção do SUS, teve igualmente papel fundamental no atendimento às vítimas da pior epidemia da história de Campinas (até o final do século XIX), a da febre amarela.

Relata José Pedro Martins:

[8]   *Idem*, p. 39.
[9]   Mariano, 1970, p. 111.
[10] Paula, 1952, p. 477.

32 | NASCIMENTO DA SAÚDE PÚBLICA NO BRASIL E SEUS ANTECEDENTES

Os registros históricos indicam que o primeiro paciente confirmado de febre amarela em Campinas, nos surtos de 1889-1897, foi a suíça Rosa Beck, provavelmente contagiada em Santos e que morreu em fevereiro de 1899, em uma casa na rua Bom Jesus, no centro da cidade. Foi inclusive o bastante para que, depois, muitas pessoas interpretassem a tragédia como "castigo dos céus" pela queda da Monarquia, ocorrida em novembro daquele ano. Monarquistas e republicanos, as várias correntes de pensamento e ideologia estariam de qualquer forma ligadas na grande cadeia de solidariedade despertada pela epidemia de febre amarela em Campinas, que já no surto de 1889 alcançou proporções devastadoras. A cidade, que tinha cerca de 12 mil moradores na área urbana e 20 mil na zona rural, ficou reduzida a menos da metade.[11]

As pessoas que moravam na área urbana e tinham recursos em sua maioria fugiram, prossegue Martins,

para outras cidades ou para suas chácaras e sítios. Logo no primeiro ano, segundo estimativas do médico Ângelo Simões, a epidemia matou 1.200 pessoas, ou 10% da população que morava na zona urbana na ocasião – algo equivalente a 100 mil pessoas na Campinas metropolitana, de 1 milhão de habitantes, do final do século 20.[12]

No primeiro surto foi instalado na cidade um verdadeiro "estado de sítio sanitário".[13] Entre os médicos que ficaram estavam Ângelo Simões, Valentim José da Silveira Lopes (que havia identificado casos de febre amarela em 1876), Antônio Alves do Banho e João Guilherme da Costa Aguiar, ituano que dirigiu a enfermaria do Círculo Italiano nos meses mais críticos da doença – março e abril de 1889 – e faleceu vítima da enfermidade que combatia, a 19 de maio daquele ano.[14]

---

[11]   Martins, 1998, p. 54.
[12]   *Idem*, p. 55.
[13]   Mello, 1991, p. 23.
[14]   Santos Filho & Novaes, 1996.

De fato, os dois hospitais de colônias de imigrantes que já tinham sido abertos na cidade foram fundamentais no atendimento às vítimas da febre amarela entre 1889 e 1897. Foram o Círculo Italiano (atual Casa de Saúde), inaugurado parcialmente em 1886 e em sua totalidade em 1920, e o Hospital da Sociedade Portuguesa de Beneficência, inaugurado em 1879.

Houve novamente manifestações de solidariedade, como em casos anteriores, e a febre amarela em Campinas motivou até uma campanha entre periódicos do Rio de Janeiro. Jornais como *A Tribuna Liberal, Gazeta de Notícias, Correio Português, Jornal do Comércio, Jornal dos Economistas, Diário do Comércio, A Estação, Diário de Notícias, Revista Ilustrada, Constitucional, Mequetrefe, A Rua, Cidade do Rio, Gazeta da Tarde* e *Novidades* deram grande espaço para as ações solidárias às vítimas. O mesmo entre os jornais das colônias de imigrantes, como a *Gazeta Luzitana, O Esboço*, os italianos *Corriere d'Italia* e *La Voce del Popolo, Timbira, O Município Neutro*, e o francês *L'Étoile du Sud*. A mobilização dos jornais do Rio de Janeiro foi reconhecida anos depois, com a denominação dada à praça do Centro de Convivência Cultural, no bairro Cambuí, de Imprensa Fluminense.

Campinas demorou anos para se reerguer da febre amarela no final do século XIX, e a epidemia deixou uma forte marca na cultura local. Foi um grande impulso para a formação de uma consciência local da importância de medidas sanitárias eficientes, democráticas e amplas, de forma preventiva e permanente, e uma motivação permanente para ações em saúde pública, como as tantas que contribuiriam de forma decisiva para o processo de construção do Sistema Único de Saúde.

Sanitaristas contra a peste

Epidemias como a de febre amarela em Campinas representaram, efetivamente, preocupação central dos sanitaristas pioneiros no Brasil. Estão entre eles alguns dos principais nomes da história da saúde pública no país, com contribuição decisiva nos períodos antecedentes ao processo que culminou na criação do SUS. A atuação de grandes sanitaristas (Oswaldo Cruz, Vital Brazil, Adolfo Lutz e Emílio Ribas) contra a peste bubônica em Santos, na transição dos séculos XIX e XX, foi muito simbólica em termos se sinalização de novos tempos na saúde pública no Brasil, inclusive no contexto político derivado da Proclamação da República em 1889. Era o momento de avançar no combate às epidemias e de melhorar de forma geral o atendimento à saúde no país.

Como a peste bubônica já estava instalada em Santos, mas também em outros pontos do país, nos últimos meses de 1899 uma medida tomada pelas autoridades sanitárias foi importar soro da Europa para o combate à doença. Entretanto, o soro estava em falta também na Europa, que enfrentava surtos em várias regiões.

Nessa oportunidade evolui a ideia, acalentada por Oswaldo Cruz, de criação de institutos soroterápicos no Brasil, como forma de substituir a regular necessidade de importação. Uma necessidade que continua até hoje em muitas situações no país, como na dos hemoderivados.

Em São Paulo, foi identificada como ideal para receber um instituto a fazenda Butantan, "terra muito dura" em tupi-guarani. Era uma área situada a 8 quilômetros do centro da capital e a 6 quilômetros do Hospital de Isolamento, depois Instituto Emílio Ribas.

Assim o jornal *O Estado de S. Paulo* noticiou a aquisição, na edição de 9 de novembro de 1899: "Soubemos que o governo do estado adquiriu ontem, por compra, a chácara Butantan, do sr. Arnaldo de Oliveira Barreto, a fim de nela ser instalado um instituto serumterápico. O custo da chácara foi de 100:000$000 [réis]".

Vital Brazil foi o encarregado de liderar a construção do Instituto Serumterápico de São Paulo. Afirma o mesmo *O Estado de S. Paulo*, na edição de 10 de novembro de 1899: "O dr. Vital Brazil já começou a preparação dos cavalos, que escolheu no regimento de cavallaria, a fim de os inocular com culturas mortas, para a preparação do *serum* antipestoso".

Construído o Instituto, já em 1901 ele produzia soro e a primeira vacina antipestosa. De modo paralelo, a instituição se tornava referência na produção do soro antiofídico, patenteado em 1917 – Vital Brazil doou a patente ao governo brasileiro.

Criado no interior de Minas Gerais, o fundador do Butantan sempre se interessou em atender às vítimas de animais peçonhentos. Pessoas de vários locais do estado de São Paulo enviavam serpentes para o Instituto.

Vital Brazil permaneceu na direção do Butantan até 1919, retornando em 1924 para mais quatro anos. A partir de sua gestão, o Instituto se tornou uma das referências nacionais na produção de vacinas, ao lado do seu "irmão" fluminense, o Instituto Manguinhos.

Criado oficialmente a 25 de maio de 1900, também como parte do esforço para o combate à peste bubônica, o Instituto Soroterápico Federal ficou conhecido como Instituto Manguinhos por ter sido instalado na fazenda de mesmo nome, em uma área de mangue em Inhaúma. Em 1903 começou a construção do edifício conhecido como castelo de Manguinhos e das demais instalações, inaugurados em 1918. O castelo em estilo mourisco teve projeto do arquiteto Luís Moraes Júnior.

O Instituto Soroterápico Federal começou a funcionar sob a direção geral do barão de Pedro Affonso, com direção técnica de Oswaldo Cruz. O sanitarista assumiu a direção geral em 1902 e deflagrou uma grande luta contra a febre amarela, que seria considerada erradicada na capital federal em 1907. Por esse motivo, Oswaldo Cruz e outros cientistas de Manguinhos receberam medalha de ouro no 14º Congresso Internacional de Higiene e Demografia de Berlim.

No mesmo ano, o Instituto Soroterápico Federal foi rebatizado como Instituto de Patologia Experimental de Manguinhos, mas já em 1908 recebeu outro nome: Instituto Oswaldo Cruz, em tributo ao grande cientista. Nesse mesmo ano, Adolfo Lutz ingressou no Instituto Oswaldo Cruz, que também receberia a primeira patente, pelo desenvolvimento, por Alcides Godoy, da vacina contra o carbúnculo sintomático, ou peste da Mantiqueira.

Juntos, Instituto Butantan e Instituto Oswaldo Cruz se tornaram gradativamente os dois principais polos de produção de vacinas do Brasil. Em 1972, este último instituto se tornou a Fundação Oswaldo Cruz, cada vez mais uma referência na saúde pública nacional, com pesquisa em diversas áreas e formação de profissionais de excelência, fundamentais na construção do SUS.

Não por acaso, as duas instituições seriam as responsáveis pela produção das versões nacionais de vacinas contra o SARS-CoV-2. Tudo no âmbito do Sistema Único de Saúde, que tem assim seus antecedentes no combate multissecular a epidemias no Brasil.

II
NOVOS PARADIGMAS E
O DIREITO À SAÚDE

A preocupação com o enfrentamento de epidemias também motivou as grandes iniciativas de cooperação internacional na área da saúde. São iniciativas que resultaram na fundação de instituições como a Organização Pan-Americana da Saúde (Opas) e a Organização Mundial da Saúde (OMS) cujas diretrizes tiveram impacto global. No caso do Brasil, a atuação da Opas foi de enorme relevância no processo de construção do SUS.

A primeira grande ação internacional nesse sentido, com a participação do Brasil, foi o Congresso Sanitário Internacional, realizado em Montevidéu, de 14 de junho a 3 de setembro de 1873. Na busca de soluções conjuntas para enfrentar a cólera e a febre amarela, sentaram-se à mesa de negociações representantes do Brasil, Argentina e Uruguai.

Os representantes do Brasil eram o cônsul-geral no Uruguai, Eduardo Carlos Cabral Deschampes, o ministro das Relações Exteriores no Uruguai, Antonio Duarte de Araújo Gondim, e os doutores em medicina Francisco Marques de Araújo Góes (1837-1905), lente de história natural do Imperial Colégio Dom Pedro II, e José Ignácio de Barros Pimentel (1832-1888), que segundo Lycurgo Santos Filho "prestou serviços por ocasião da Guerra do Paraguai e, finda a luta, fixou residência em Montevidéu, onde exerceu a profissão por alguns anos".[1] Um dos principais historiadores da saúde no Brasil, Lycurgo Santos Filho morou durante muitos anos em Campinas.

Os critérios para a escolha dos médicos para o congresso sanitário não estão evidentes na documentação, mas é certo que eram considerados representantes legítimos da medicina em seus países e tinham proximidade com as instâncias de poder, especialmente na ocupação de cargos públicos.[2]

Os participantes chegaram a um acordo sanitário, que entretanto não foi seguido pelos três países. Diferente do que aconteceria com o acordo firmado em um segundo Congresso, em 1887, no Rio de Janeiro. De fato, a Convenção Sanitária do Rio de Janeiro, assinada a 26 de novembro de 1887, foi ratificada pelos três países, que adotaram algumas das medidas previstas.

No Brasil, a Convenção passou a ser observada após a edição do decreto imperial n. 10.319, de 22 de agosto de 1889. Assinado, portanto, nos estertores da Monarquia, o decreto contemplava os termos da Convenção, que dizia no artigo 5º:

> Todos os navios destinados a qualquer dos Estados Contratantes deverão trazer Carta de Saúde passada pela autoridade sanitária do porto de procedência e visada pelos Cônsules dos países de destino no mesmo porto de procedência e nos de escala. Esta Carta de Saúde será apresentada à autoridade sanitária dos portos dos três países, por ela visada e entregue à do último porto a que o navio chegar.

Um dos objetivos da Convenção do Rio de Janeiro, portanto, era regulamentar o tráfego entre os três países, como medida de precaução à transmissão de doenças. No artigo 6º, a Convenção previa que

[1] Santos Filho, 1991, p. 159.
[2] Chaves, 2013.

Cada um dos corpos de Inspetores Sanitários de navio será composto de médicos da respectiva nacionalidade. Seu número será determinado pelas necessidades do serviço marítimo do comércio internacional e fixado periodicamente por acordo entre os chefes dos serviços sanitários.

Uma das missões do inspetor sanitário seria:

Examinar, à saída do navio, tanto no porto de procedência como nos de escala, o depósito de desinfetantes e utensílios de desinfecção, e também a farmácia, comparando os existentes com as notas dos livros respectivos, e fazer constar ao comandante do navio, em tempo oportuno, qualquer falta que haja, a fim de ser corrigida.

Os eventos na América do Sul foram realizados já sob a inspiração das Conferências Sanitárias Internacionais, organizadas também com o propósito de discutir formas de combate às epidemias que aconteciam em todo o mundo. As três primeiras Conferências foram realizadas em Paris (1851), de novo em Paris (1859) e em Constantinopla (1866). Depois vieram as de Viena (1874) e Washington (1881).

Havia, portanto, todo um ambiente internacional que apontava para uma cooperação mais estreita entre os países, em termos de políticas em saúde, a partir do combate às epidemias. Era um movimento que evoluía em sintonia com as ações nacionais, como as ocorridas no Brasil e que levaram à criação dos Institutos Butantan e Oswaldo Cruz.

As ações nas Américas, em particular, também estavam em consonância com o avanço de governos republicanos. Não por acaso, nos dias de 2 a 5 de dezembro de 1902 a capital norte-americana sediou um evento histórico, denominado justamente Primeira Convenção Sanitária Internacional das Repúblicas Americanas.

Participaram representantes de dez países. No dia 2 de dezembro, na abertura da Convenção, foi criado o Bureau Sanitário Internacional, antecessor da Opas. O Bureau (ou Oficina Sanitária Pan-Americana) foi criado com estes propósitos:

a. 'Exortar cada república a transmitir pronta e regularmente à repartição todos os dados relativos às condições sanitárias de seus respectivos portos e territórios.

b. 'Obter toda a ajuda possível para estudo e investigação minuciosos, cuidadosos e científicos, de quaisquer surtos de doenças pestilentas que pudessem ocorrer em qualquer uma das referidas repúblicas.

c. 'Oferecer sua melhor ajuda e experiência para a mais ampla proteção possível da saúde pública de cada uma das repúblicas, a fim de que as doenças sejam eliminadas e que o comércio entre as referidas repúblicas seja facilitado.

d. 'Incentivar e auxiliar ou fazer cumprir de todas as formas adequadas o saneamento dos portos marítimos, incluindo melhorias sanitárias dos portos, esgoto, drenagem do solo, pavimentação, eliminação de infecções de edifícios e destruição de mosquitos e outros parasitas.

A febre amarela era a principal preocupação nas Américas no momento de criação da Oficina Sanitária Pan-Americana. Nas convenções seguintes, transformadas em conferências, outras doenças também foram foco de inquietação. Afirma o relatório da 4ª Conferência, de 1909, em Porto Rico: "Chegou a hora em que o mundo está despertando para a necessidade de melhorias sanitárias. Tifo, febre amarela, malária, varíola, peste e cólera podem ser eliminados".

A discussão tinha evoluído no sentido de focar o combate às doenças no interior dos países, na origem delas, e não apenas preferencialmente em medidas ligadas ao controle dos portos.

Depois da interrupção da busca de cooperação internacional em função da Primeira Guerra Mundial, de 1914 a 1918, os esforços foram retomados, e na 7ª Conferência Sanitária, em Havana, Cuba, em 1924, foi aprovado um Código Sanitário Pan-Americano.

A crise de 1929 de novo abalou os esforços pan-americanos, e a Segunda Guerra Mundial agravou a situação. Entretanto, novidades vieram com a criação da OMS, em 1946, um ano após a constituição da Organização das Nações Unidas (ONU), nos termos da Carta das Nações Unidas de 26 de junho de 1945. É preciso lembrar que o médico paulista Geraldo Horácio de Paula Souza (1889-1951) foi um dos autores da proposta oficial de criação da OMS, ao lado do diplomata chinês Szeming Sze (1908-1998). Em 1949, a Oficina Sanitária Pan-Americana se transformou na representação da OMS nas Américas.

Em 1958, a Oficina se transformava na Organização Pan-Americana da Saúde, com crescente influência em todo o continente. Desde 1959, a Opas manteve sólida parceria com o Banco Interamericano de Desenvolvimento (BID), para o financiamento de ações em vários países. Parcerias com as Fundações Rockefeller e Kellogg também se tornaram permanentes, por exemplo no financiamento de estudos e bolsas de estudos para pesquisadores de toda a região.

Naquele momento, a Opas e os sistemas de saúde nacionais já atuavam sob os novos paradigmas introduzidos pelo reconhecimento do direito à saúde, explicitado na Carta de Princípios da OMS, de 1946, e na Declaração Universal dos Direitos Humanos, de 1948.

A abertura da Carta de Princípios da OMS, assinada em Nova York a 22 de julho de 1946, ainda soa como uma referência para a conquista universal do direito à saúde em pleno século XXI:

Os Estados Membros desta Constituição declaram, em conformidade com a Carta das Nações Unidas, que os seguintes princípios são basilares para a felicidade dos povos, para as suas relações harmoniosas e para a sua segurança:

A saúde é um estado de completo bem-estar físico, mental e social, e não consiste apenas na ausência de doença ou de enfermidade.

Gozar do melhor estado de saúde que é possível atingir constitui um dos direitos fundamentais de todo o ser humano, sem distinção de raça, de religião, de credo político, de condição econômica ou social.

42 | NOVOS PARADIGMAS E O DIREITO À SAÚDE

A saúde de todos os povos é essencial para conseguir a paz e a segurança e depende da mais estreita cooperação dos indivíduos e dos Estados.

Os resultados conseguidos por cada Estado na promoção e proteção da saúde são de valor para todos.

O desigual desenvolvimento em diferentes países no que respeita à promoção de saúde e combate às doenças, especialmente contagiosas, constitui um perigo comum.

O desenvolvimento saudável da criança é de importância basilar; a aptidão para viver harmoniosamente num meio variável é essencial a tal desenvolvimento.

A extensão a todos os povos dos benefícios dos conhecimentos médicos, psicológicos e afins é essencial para atingir o mais elevado grau de saúde.

Uma opinião pública esclarecida e uma cooperação ativa da parte do público são de uma importância capital para o melhoramento da saúde dos povos.

Os Governos têm responsabilidade pela saúde dos seus povos, a qual só pode ser assumida pelo estabelecimento de medidas sanitárias e sociais adequadas.

A Declaração Universal dos Direitos Humanos, por sua vez, aponta, no artigo 25:

§1. Toda pessoa tem direito a um padrão de vida capaz de assegurar a si e a sua família saúde e bem-estar, inclusive alimentação, vestuário, habitação, cuidados médicos e os serviços sociais indispensáveis, e direito à segurança em caso de desemprego, doença, invalidez, viuvez, velhice ou outros casos de perda dos meios de subsistência em circunstâncias fora de seu controle.

§2. A maternidade e a infância têm direito a cuidados e assistência especiais. Todas as crianças, nascidas dentro ou fora de matrimônio, gozarão da mesma proteção social.

Depois de duas guerras mundiais e uma pandemia, a da gripe espanhola, sem falar em incontáveis surtos de febre amarela e outras doenças, o mundo amadurecia em termos de busca coletiva de saídas em saúde pública. E tudo sob a égide do direito à saúde, para todos os cidadãos, o que infelizmente ainda demoraria a acontecer em termos práticos no Brasil.

O Ministério da Saúde

Toda a movimentação internacional na área da saúde, entre o final do século XIX e as primeiras décadas do século XX, naturalmente se refletiu no cenário brasileiro. Um cenário marcado pela transição política da Monarquia para a República, mas de manutenção de muitas estruturas sociais nada republicanas.

A criação dos Institutos Butantan e Oswaldo Cruz e iniciativas como a Liga Pró-Saneamento do Brasil, de fevereiro de 1918, foram passos importantes no sentido de fortalecimento das ações em saúde pública. Uma visão sanitarista foi sendo implantada progressivamente, em função de medidas como a criação de uma cadeira de Higiene na Faculdade de Medicina de São Paulo, em 1918, e a formação de vários brasileiros, nas primeiras décadas do século XX, na famosa Escola Johns Hopkins de Higiene e Saúde Pública, financiada pela Fundação Rockefeller, nos Estados Unidos.[3]

Tudo isso contribuiu para o amadurecimento da implantação de uma estrutura nacional de saúde pública, inicialmente pelo Departamento Nacional de Saúde Pública, criado na década de 1920, e depois pelo Ministério da Saúde e Educação, fundado em 1931 no governo do presidente Getúlio Vargas. Antes, em 1923, houve a edição da Lei Eloy Chaves, criando as Caixas de Aposentadoria e Pensões (CAPs). No primeiro governo Vargas viriam os sucessores, os Institutos de Aposentadoria e Pensões (IAPs).

[3] Lima, 2002, p. 42.

Em 1941, o ministro Gustavo Capanema, que tinha muita ligação com a intelectualidade da época, implementou uma reforma que resultou na centralização e na verticalização por doenças, ampliando as ações para outras regiões que não apenas o Rio de Janeiro, onde estava o Distrito Federal.[4] Enquanto ocorria a estruturação em esfera nacional, consolidada pela definição, em 1953, no segundo governo de Getúlio Vargas, de um Ministério da Saúde específico, sanitaristas brasileiros, formados na Johns Hopkins, atuavam intensamente na Opas. Casos de João de Barros Barreto, Mário Pinotti, Geraldo de Paula Souza, Manoel Ferreira, Ernani Braga e Marcolino Candau, que seria segundo--diretor-geral da OMS, de 1953 a 1973. O brasileiro ainda é o diretor mais longevo da OMS até o momento.

Candau havia ingressado na OMS em 1950, convidado por Brock Chisholm, primeiro-diretor-geral da organização. Até então, trabalhava no Serviço Especial de Saúde Pública, onde teve importante protagonismo no combate à malária.

O enfrentamento da malária, então em nível global, continuaria com Candau à frente da OMS. Mas houve insucessos na utilização do DDT, e o Programa Global de Erradicação da Malária teve que ser descontinuado.

Por outro lado, houve sucesso em outra iniciativa liderada por Candau, o Programa Intensificado de Erradicação da Varíola, lançado em 1967. Em 1980, sete anos depois que Candau havia deixado a direção da OMS, a varíola, doença que tanto atingiu o Brasil, mas também outros países durante séculos, seria considerada erradicada.

A colaboração das principais organizações internacionais na área da saúde, OMS e Opas, era cada vez mais intensa com o Brasil em meados do século XX. A difusão de novas ideias científicas, o estímulo

---

[4] *Idem*, p. 45.

à pesquisa e à formação e a propagação de novas abordagens, na linha de uma medicina preventiva, eram cada vez mais incentivados.

Dois eventos promovidos pela Opas, então ainda denominada Oficina Sanitária Pan-Americana, tiveram importante impacto em termos de formação em saúde no Brasil, como um dos ingredientes mais importantes no processo que resultaria na estruturação do SUS.

Os seminários de Viña del Mar e Tehuacán

O enfoque em uma medicina preventiva ganhava espaço nos debates internacionais. Essa nova abordagem ficou clara em eventos promovidos pelo Comitê de Especialistas da OMS sobre Educação Profissional e Técnica do Pessoal Médico e Auxiliar, entre 1950 e 1952; nas Conferências sobre o Ensino de Medicina Preventiva em novembro de 1952, em Colorado Springs, Estados Unidos, para americanos, e em dezembro do mesmo ano, em Nancy, França, para europeus; e na Primeira Conferência Mundial de Educação Médica, de agosto de 1953, em Londres, em que a medicina preventiva foi um dos quatro eixos de discussão. Antes, em 1950, o Primeiro Congresso Pan--Americano de Educação Médica, realizado em Lima, Peru, em 1950, havia aprovado um documento com esta primeira recomendação: "Normatizar a educação médica até a medicina preventiva e social".

À luz dessa progressiva reflexão, a Oficina Sanitária Pan--Americana preparou então a realização de dois seminários para aprofundar a discussão no âmbito do continente. A ideia era estimular uma ampla participação entre as 78 escolas de medicina que havia na ocasião nas Américas.

O seminário primeiro aconteceu em Viña del Mar, no Chile, entre 10 e 15 de outubro de 1955. Participaram 73 pessoas, incluindo 58 decanos e professores de medicina preventiva de faculdades e escolas médicas da Argentina, Bolívia, Brasil, Chile, Paraguai, Peru, Uruguai

46 | NOVOS PARADIGMAS E O DIREITO À SAÚDE

e Venezuela; os chefes das Divisões de Educação e Formação da OMS de Genebra e da Oficina Sanitária Pan-Americana de Washington; o Chefe da Divisão de Saúde Pública; os representantes das Zonas IV, V e VI, e assessores da Oficina Sanitária Pan-Americana. Também estiveram presentes delegados do Ministério da Educação do Brasil, dos escritórios da Fundação Rockefeller no Brasil, Chile e México, e do Instituto de Assuntos Interamericanos no Brasil e Uruguai.[5]

Os debates nos grupos de trabalho e nas plenárias gerais enfatizaram a relevância de fortalecer o ensino da medicina preventiva e social nas escolas de medicina. Foram discutidos quatro grandes temas, sobre diferentes aspectos ligados ao ensino da medicina preventiva.

O Tema I foi sobre "Programas e métodos do ensino da medicina preventiva". As conclusões do seminário de Viña del Mar referentes ao Tema I constituem um verdadeiro manifesto sobre como deveria ser a medicina preventiva e social no continente e com certeza iluminaram a atuação de muitos profissionais da saúde brasileiros, nos momentos cruciais que antecederam a criação do SUS. Estão esboçadas ali, nessas conclusões, as trilhas que deveriam ser perseguidas para a construção de uma política de saúde democrática, cidadã.

Destaca o documento final do seminário, sobre o Tema I, que o ensino da medicina preventiva:

> deve dar ao futuro médico uma compreensão sobre os alcances e as possibilidades da prevenção, motivando uma mudança de atitude até um conceito mais integral da medicina. Deve proporcionar-lhe as noções fundamentais, as normas e as técnicas para proteger e fomentar a saúde dos indivíduos, a fim de que as incorpore na prática diária. É de suma importância inculcar na mente do médico os conceitos de ordem preventiva, em igual nível e em harmonia com os do diagnóstico e do tratamento. Constitui preocupação fundamental da medicina preventiva

[5] Oficina Sanitaria Panamericana, 1957, p. 5

entender o homem como unidade biológica que está integrada em una família e esta, por sua vez, em una sociedade. É evidente que os médicos devem conhecer as condições e as necessidades da comunidade onde atuam e os recursos coletivos disponíveis na área, de modo que cooperem com os esforços organizados em prol da saúde.[6]

O documento ressalta que o consenso no seminário era o de que, até aquele momento, nos países representados, o ensino da medicina "tem estado orientado fundamentalmente à cura, e não se tem dado devida ênfase à prevenção".[7]

Os participantes do seminário também concluíram que a medicina preventiva deveria ser ensinada "durante todo o período de formação do médico, tanto integrada com outras matérias como na forma de cursos separados". Estes eram alguns temas sugeridos que deveriam integrar um programa de formação em medicina preventiva: bioestatística; epidemiologia dos processos que afetam grupos, qualquer que seja a sua etiologia, e não somente das enfermidades transmissíveis; saneamento, com foco nos fundamentos médicos e não nas técnicas que correspondem ao sanitarista; problemas médico--sociais da família, da comunidade e do país; antropologia social e ecologia; técnicas de educação sanitária que devem ser utilizadas pelo médico; medicina ocupacional; conhecimentos das organizações de medicina sanitária e assistencial.[8]

Em termos de método de ensino, uma conclusão foi a de que a participação ativa do aluno nos serviços locais

é muito recomendável, sempre que estes tenham uma organização aceitável à cátedra e que a prática seja supervisionada por pessoal experimentado e responsável. Quando tais serviços não existem, as

---

[6]   *Idem*, p. 8.
[7]   *Idem, ibidem*.
[8]   *Idem*, p. 9.

necessidades do ensino constituem um motivo adicional para sua criação. Não se deve encomendar aos alunos funções superiores à sua capacidade e conhecimentos, para evitar que se desvirtuem as finalidades docentes.[9]

O Tema II do seminário de Viña del Mar foi "Organização do Departamento de Medicina Preventiva. A formação e as funções do pessoal docente".

Uma das conclusões a respeito foi a de que "a medicina preventiva constitui uma disciplina bem diferenciada, razão pela qual é necessária uma cátedra independente – entre as fundamentais de toda escola, porém intimamente relacionada com as demais".[10] Pela modalidade de ensino proposto e pela diversidade de funções exercidas, o Departamento deveria ser constituído de um pessoal profissional com formação diversificada, "cujo trabalho deve ser desenvolvido essencialmente em equipe". O ideal para a materialização dos propósitos da medicina preventiva, e também para a pesquisa e o ensino de campo, seria a localização da cátedra e da escola vizinha a um hospital ou centro de saúde, enfatizaram os participantes do seminário.

O Tema III tratou das "Relações com os outros departamentos da escola médica". Os participantes evidenciaram a importância de um trabalho integrado, cooperativo, entre os departamentos:

> É responsabilidade básica da cátedra de medicina preventiva preocupar--se permanentemente com o cumprimento do ensino integrado encomendado a outras cátedras e serviços. Todo o pessoal da cátedra, e não somente o professor, tem a responsabilidade de estimular e cooperar com o ensino integrado proposto pela Comissão de Programas.[11]

---

[9] *Idem, ibidem.*
[10] *Idem*, p. 10.
[11] *Idem*, p. 12.

O Tema IV foi sobre "O papel do Departamento de Medicina Preventiva nas atividades dos serviços de saúde pública e vice-versa".

O seminário recomendou que as cátedras de medicina preventiva promovessem a formalização de acordos e outras medidas tendentes a produzir a conexão necessária com os serviços de saúde locais "para benefício recíproco".

Para os participantes do evento, a escola de medicina em seu conjunto e a cátedra poderiam "contribuir no aperfeiçoamento dos serviços de saúde locais, tanto privados como públicos, de vários modos". Entre eles, contribuindo com a formação de um tipo de médico "mais preparado para as atuais exigências individuais e coletivas" ou promovendo programas de saúde, especialmente de educação sanitária, "com a participação ativa dos estudantes".[12]

Por sua vez, os centros de saúde e outras instituições de medicina pública e privada poderiam colaborar nas atividades da cátedra de medicina preventiva, por exemplo "colocando seu material e facilidades à disposição da cátedra, particularmente para o ensino prático", ou facilitando a pesquisa sobre problemas médico-sociais, "por constituírem tais instituições um campo insubstituível para o ensino".[13]

O seminário de Tehuacán, no estado de Puebla, no México, aconteceu entre os dias 23 e 28 de abril de 1956. Participaram representantes dos demais países das Américas que não estavam no seminário do Chile. Com algumas variações, as conclusões foram semelhantes nos quatro temas propostos.

Os dois seminários promovidos pela Oficina Sanitária Pan--Americana tiveram enorme impacto em termos de reflexão e prática da medicina preventiva no continente, e efeitos sentidos ao longo do tempo, com frutos observados dependendo do amadurecimento em

---

[12] *Idem*, p. 13.
[13] *Idem, ibidem.*

cada país. Para o Brasil, foram impactos relevantes, contribuindo para o processo que resultaria na estruturação do SUS. Os reflexos desse pensamento estiveram presentes em outro momento marcante da trajetória até a construção do SUS, a 3ª Conferência Nacional da Saúde.

III

3ª CONFERÊNCIA NACIONAL DE SAÚDE E GOLPE MILITAR

A ideia de uma medicina social, democrática, encontrou o ambiente propício para se propagar nos agitados anos do governo de João Goulart, que assumiu a Presidência da República com a renúncia de Jânio Quadros, a 25 de agosto de 1961, ficando até 1964. Goulart, conhecido como Jango, tinha sido eleito vice-presidente pelo PTB nas eleições de 1960.

Jango tomou posse na Presidência apesar das reservas dos militares. Como ministro do Trabalho no segundo governo de Getúlio Vargas, Goulart promovera várias medidas favoráveis à classe trabalhadora. Ainda como vice-presidente, visitou a China, onde foi recebido com honras de chefes de Estado por Mao Tsé-tung. Em uma escala em Moscou, encontrou-se com o líder Nikita Kruchev.

No governo, Goulart deu início ao movimento pela aprovação das chamadas *reformas de base*, como a reforma agrária, no que naturalmente encontrou resistência entre as elites política e econômica, sem falar nos militares. Foi um período conturbado, até a sua deposição a 31 de março de 1964 em um golpe civil-militar.

Nesse cenário de muita agitação no país, Goulart havia nomeado como ministro o médico Wilson Fadul, que, como este gostava de dizer, havia nascido em uma estação da estrada de ferro Sul de Minas, em Conservatória, distrito de Valença, no Rio de Janeiro, em fevereiro de 1920.

Fadul fez carreira política em Campo Grande, então Mato Grosso, onde foi vereador e prefeito, sendo eleito três vezes deputado federal. Era parlamentar quando recebeu o convite de Goulart, tomando posse no Ministério da Saúde a 17 de junho de 1963. Permaneceu menos de um ano no cargo, mas foi o suficiente para medidas importantes. Foi, por exemplo, um incentivador da indústria farmacêutica nacional, tendo proibido a importação de insumos a preços fora da concorrência internacional. Em uma entrevista à imprensa, que se tornou histórica, denunciou o superfaturamento em alguns medicamentos, em benefício de multinacionais.

Outra decisão importante de Fadul foi a convocação da 3ª Conferência Nacional da Saúde. Estes seriam os temas oficiais da Conferência, de acordo com o seu Regimento: a) situação sanitária da população brasileira. Apreciação geral do problema; b) distribuição das atividades médico-sanitárias nos níveis federal, estadual e municipal; c) municipalização dos serviços de saúde; d) fixação de um Plano Nacional de Saúde.[1]

O item "c" representava uma grande novidade em termos conceituais, no sentido de discutir a municipalização dos serviços que até então eram pensados de forma centralizada – municipalização que seria tão cara aos paradigmas que levaram à criação do SUS. Uma tendência em sintonia com a ideia (que se fortalecia) de uma medicina social, preventiva, como acreditavam sanitaristas e difundiam organizações como a Opas.

A 3ª Conferência Nacional de Saúde foi realizada entre os dias 9 e 13 de dezembro de 1963, no Rio de Janeiro. Participaram 95 delegados, representando diversos órgãos públicos na área da saúde. A Comissão Organizadora foi formada por Arnoldo Beiró de Miranda, Mário Magalhães da Silveira, Celso Arcoverde de Freitas, Nilson dos Santos de Freitas Guimarães e Woodrow Pimentel Pantoja.

---

[1] Fundação Municipal de Saúde, 1992, p. 8.

No discurso de abertura da Conferência, o presidente João Goulart criticou a lógica da saúde para poucos, que durante muito tempo deu o tom no país:

Os gastos públicos no setor saúde podem ser transformados em um desperdício de recursos quando empregados fundamentalmente em serviços especializados e de elevado custo, para satisfazer apenas a um pequeno número de pessoas, e no mais das vezes representando a transferência para o Tesouro Nacional de despesas que deviam correr por conta daqueles que realmente tiram benefícios de tais serviços.[2]

Em seguida, ao comentar sobre o temário da Conferência, o presidente delineou o plano de uma cooperação entre os entes federativos, em uma estrutura muito próxima ao que viria a ser a arquitetura do SUS:

O temário desta Conferência, reflexo do espírito lúcido e da alta competência do ministro Wilson Fadul, indica que a política que o Ministério da Saúde deseja implantar na orientação das atividades médico-sanitárias do País se enquadra precisamente dentro da filosofia de que a saúde da população brasileira será uma consequência do processo de desenvolvimento econômico nacional, mas que para ajudar este processo o Ministério da Saúde deve dar uma grande contribuição, incorporando os municípios do País em uma rede básica de serviços médico-sanitários, que forneçam a todos os brasileiros um mínimo indispensável à defesa de sua vida. Quando esta rede, estabelecida com a cooperação técnica e financeira da União e dos Estados, alcançar todas as células municipais e se disseminar por suas cidades, vilas e localidades, a população brasileira que vive no interior, em completo abandono no que se refere às medidas sanitárias, poderá solucionar muitos problemas, não raro angustiantes, da doença e reclamar outras medidas mais avançadas do seu interesse.[3]

[2] *Idem*, p. 26.
[3] *Idem*.

54 | 3ª CONFERÊNCIA NACIONAL DE SAÚDE E GOLPE MILITAR

Por sua vez, em seu pronunciamento, o ministro Fadul enfatizou a relação entre realidade social e desafios na área da saúde:

> A gravidade dos problemas médico-sanitários que afetam vastas camadas da população brasileira, em consequência do pauperismo em que vivem mergulhadas, de par com a escassez dos recursos de nossas comunidades para enfrentá-los, representa o grande desafio lançado à lucidez das autoridades sanitárias federais, estaduais e municipais.[4]

O ministro apresentou no discurso as linhas gerais do que estava pensando em termos da municipalização da saúde:

> A debilidade das estruturas de Saúde nos Estados e sua inexistência em mais da metade das unidades administrativas do País, de par com a hipertrofia de alguns órgãos federais, conduziram à presente situação de desprestígio e estiolamento das organizações regionais, que cumpre revigorar e fortalecer em benefício de todos os brasileiros. Partindo de organização conformada às condições políticas, administrativas e econômicas do município em constante desenvolvimento, pretende-se, numa estreita colaboração das administrações federal e estaduais, estender por todo o País uma rede sanitária permanente, capaz de dar continuidade às tarefas de Saúde Pública, com integração de serviços e aproveitamento racional dos recursos disponíveis, que devem e precisam ser melhor utilizados.[5]

E concluiu destacando a relevância das reformas de base então propostas pelo governo Goulart, para a conquista dos objetivos nacionais também na área da saúde:

> A serena convicção de que somente os povos ricos desfrutam de padrões de saúde satisfatórios e de que a pobreza e o desenvolvimento fraudam

---

[4] *Idem*, p. 29.
[5] *Idem*, p. 34.

os melhores esforços para se atingir aquele objetivo leva-nos a saudar, no advento das reformas de base por que luta o Governo do Presidente João Goulart, o instrumento indispensável ao êxito da missão que nos cabe da defesa da saúde do povo brasileiro.[6]

Resumo da Conferência

A 3ª Conferência Nacional de Saúde começou com a discussão sobre um relatório com o diagnóstico da situação econômica e social do país naquele início da década de 1960. Uma situação com indicadores que expressavam enormes desafios para a transformação de um país subdesenvolvido.

A renda *per capita*, de US$ 261, era inferior à da Argentina (US$ 375) e do Uruguai (US$ 545), entre os vizinhos, seis vezes menor que a do Canadá (US$ 1.680) e quase dez vezes menor que a dos Estados Unidos (US$ 2.460). As diferenças regionais já eram evidentes, com uma renda *per capita* de US$ 390,80 no Sul e US$ 262,38 no Leste (Sudeste), enquanto não passava de US$ 162,64 no Norte, de US$ 158,96 no Centro-Oeste e de US$ 129,96 no Nordeste.[7]

Apenas 45% da população viviam na zona urbana, também com importantes variações regionais. No Sul eram 50%, e no Leste, 48%. Não mais que 37,8% do Norte moravam na zona urbana; na mesma condição estavam 35,1% dos habitantes do Centro-Oeste e 33,8% do Nordeste. Era claramente um país ainda rural, e como tal deveria ser encarado em termos de políticas públicas, como nas áreas da educação e da saúde. O índice de população de 10 anos ou mais alfabetizada era de somente 49,4%, contra 80,1% no Chile, 86,4% na Argentina e 97,5% nos Estados Unidos.

---

[6] *Idem.*

[7] *Idem*, p. 51.

Os indicadores na saúde eram, claro, igualmente preocupantes. A esperança de vida ao nascer no Brasil era de 42,3 anos, contra 67,4 anos nos Estados Unidos e 68,3 anos no Reino Unido. A mortalidade infantil era de 94,4 por 1.000 nascidos vivos, contra 61,1/1.000 na Argentina, 27,3/1.000 no Canadá e 25,2/1.000 nos Estados Unidos.[8] As principais causas de morte demonstravam como continuava gigantesco o desafio de combater as epidemias e/ou doenças da pobreza no país. Os dados disponíveis, de 1959, indicavam 142,9 óbitos por doenças infecciosas e parasitárias a cada 100 mil habitantes no Brasil, contra 14,1/100 mil nos Estados Unidos, 10,8/100 mil no Canadá e 34,3/100 mil na Argentina.

A análise específica de algumas enfermidades tornava mais evidente o enorme desafio em saúde pública. Dizia o relatório:

> O quadro nosológico da população brasileira mostra nítida predominância das doenças transmissíveis, as quais, no Brasil, assumem o aspecto típico das *doenças de massa*, acometendo extensamente, em caráter endêmico, número avultado de pessoas, evidenciando a influência dos baixos níveis de vida que gravam a maioria das coletividades brasileiras.[9]

De acordo com o relatório, essa situação crítica tinha causas estruturais:

> A fragilidade da infraestrutura socioeconômica de grande parte do país, retratada no pauperismo e no baixo nível educacional de seus grupos populacionais, dificulta sobremaneira ao homem brasileiro alcançar ou preservar sua saúde, em decorrência dos baixos padrões de moradia, alimentação e hábitos higiênicos que lhe impõem as condições do subdesenvolvimento.[10]

---

[8] *Idem*, p. 57.
[9] *Idem*, p. 66.
[10] *Idem, ibidem*.

E o relatório prosseguia:

Constituindo problemas de variável magnitude, as doenças de massa, no Brasil, estão representadas principalmente pela tuberculose, malária, lepra, esquistossomose, doença de Chagas, ancilostomose, tracoma, calazar, bouba, filariose, doenças carenciais, diarreias infecciosas, além de outras de menor significação sanitária.[11]

A seguir, o relatório mostrava a situação de algumas dessas enfermidades. A malária era considerada especialmente preocupante, por exemplo, pelo imenso território passível de incidência:

De fato, não havia mais que fugir à consideração de que a área malarígena brasileira era quase igual à soma de todos os países americanos (7.338.739 km^2 × 8.690.217 km^2). Realmente, investigações epidemiológicas bem conduzidas esclarecem que a malária está presente em cerca de 90% da nossa área geográfica, com exacerbação mais severa nos estados e territórios que integram o complexo amazônico. Malarígenos, igualmente, são os demais estados, isentando-se, apenas, o Rio Grande do Sul e certas áreas da Santa Catarina e do Nordeste.[12]

Os dados disponíveis sobre os casos de malária registrados reforçavam a inquietação com a dimensão da doença: 17.973 em 1956, 18.488 em 1957, 22.906 em 1958, 42.661 em 1959, 36.627 em 1960 e 40.349 em 1961. Lembrando que a população brasileira em 1960 era de 71 milhões de habitantes. Na época, ações contra a doença eram encaminhadas no âmbito da Campanha de Controle e Erradicação da Malária, instituída pelo decreto n. 43.174, de 4/2/1958, e alterada pelo decreto n. 50.925, de 7/7/1961.

Não menos dramático era o panorama da esquistossomose, outra doença típica de condições de pobreza. Estimava-se em 4 milhões

---

[11] *Idem.*
[12] *Idem*, p. 67.

a 6 milhões o número de infectados na época, entre 6% e 8% da população.

O relatório indicava os territórios de endemicidade da doença parasitária transmitida pelo trematódeo *Schistosoma mansoni*, cujas formas intermediárias têm seu desenvolvimento em caramujos gastrópodes aquáticos do gênero *Biomphalaria* e cujas formas adultas atingem os vasos mesentéricos do hospedeiro definitivo, o ser humano:

A Zona de mais endemicidade corresponde à faixa litorânea que se estende do Rio Grande do Norte à Bahia, onde têm sido registradas localidades cuja média de infecção atinge a elevada cifra de 90%. Além disso, a moléstia é endêmica ainda em trechos de Minas Gerais e do Espírito Santo (Zona Serrana do Centro), apresentando focos isolados no Pará (Fordlândia e Quatipuru), Maranhão (Cururupu, São Bento e São Vicente Ferrer), Piauí (alguns casos na capital), Ceará (Pacoti, Redenção, Acarapé, Quixadá e Juazeiro), Rio de Janeiro (Niterói e Duas Barras), Guanabara (Jacarepaguá), São Paulo (Ourinhos, Caçapava, Campinas, Itariri, Jambeiro, Pindamonhangaba, Roseira, Santos, São José dos Campos, Taubaté e Tremembé), Paraná (Curitiba, Uraí, Jacarezinho, Santo Antônio da Platina e Jataizinho), atingindo, portanto, 16 unidades da federação.[13]

O combate à doença, ressaltava o relatório, dependia das "medidas de saneamento básico e de trabalho educativo apropriado, a serem empreendidas em todas as áreas atingidas pela endemia".[14]

Devastador, igualmente, era o quadro da doença de Chagas, causada pelo protozoário flagelado *Trypanosoma cruzi*, transmitido pelo barbeiro. As estimativas eram de 3 milhões de infectados, mas o número poderia ser muito maior em razão de a grande maioria dos casos ser assintomática. "A endemia chagásica é prevalente em vasta

[13]   *Idem.*
[14]   *Idem*, pp. 89-90.

área do País, onde a habitação rural, por ser de má qualidade, oferece condições ótimas para o desenvolvimento dos vetores da infecção", afirmava o relatório, mais uma vez evidenciando a conexão entre a enfermidade e as más condições de vida de grande parte dos brasileiros, sobretudo na zona rural, considerando a realidade da época. O documento base da 3ª Conferência Nacional de Saúde ressaltava as dificuldades para o combate eficaz à doença de Chagas:

> Tratando-se de enfermidade de evolução demorada, prevalente na zona rural dispersa, onde não se dispõe de assistência médica, não há, praticamente, condições para determinar os coeficientes de mortalidade da doença de Chagas. Por falta de recurso imunizante e de terapêutica eficaz, o combate à doença de Chagas fica restrito às medidas profiláticas relativas ao controle do transmissor. Não sendo possível no estágio atual do desenvolvimento econômico do país a melhoria da habitação a curto prazo, a profilaxia da endemia se concentra na eliminação dos triatomíneos objetivando interromper a transmissão da zoonose.[15]

O relatório também continha dados específicos sobre as situações relativas a tuberculose, tracoma, ancilostomose, leishmaniose, bouba, filariose e bócio endêmico. De forma geral, com diagnósticos severos, reiterando a urgência de reformas estruturais profundas no país.

O mesmo em relação às doenças diarreicas. A respeito, o documento citava trecho de relatório final de seminário sobre esse tema, realizado no Recife, em 1959, em parceria entre o governo brasileiro e a Opas:

> Apesar de não existirem dados suficientes para o conjunto do Brasil, estimou-se, com base nos elementos disponíveis, que tenham ocorrido no país, na década de 1950 a 1959, de 1.100.000 a 1.400.000 óbitos de infantes por diarreias infecciosas, mostrando-se, outrossim, que esse grupo de

---

15 *Idem*, p. 93.

doenças constitui a principal causa de morte entre as crianças brasileiras.

Assinalou-se, também, que, quando os óbitos de infantes representam uma percentagem elevada do total de óbitos, se pode inferir, sem qualquer outra informação, que as doenças diarreicas existem na área como problema importante. No Nordeste do Brasil, os dados apresentados ao Seminário ressaltaram a enorme importância das diarreias como causa de morbidade e de mortalidade de infantes e de crianças de idade pré--escolar, agravadas, nessa região, pela falta d'água generalizada, pelas más práticas alimentares, entre as quais o abandono precoce do aleitamento natural, e pela falta de conhecimento sobre o modo de preparar com segurança os alimentos suplementares, no desmame e no período que se lhe segue.[16]

O relatório também informava que uma antiga inimiga da saúde do brasileiro, a varíola, prosseguia apresentando surtos em várias regiões do país, continuando, portanto, a ser um grande desafio para a saúde pública. Do mesmo modo, a peste bubônica continuava se manifestando, com 3.565 casos registrados entre 1935 e 1962, dos quais, 211 entre 1958 e 1962.

Já a febre amarela urbana era considerada erradicada desde 1955, "quando foi erradicado o último foco de *Aedes aegypti*, o que foi declarado oficialmente, em 1958, na XV Conferência Sanitária Pana-mericana". Permanecia a febre amarela silvestre que, "ocorrendo en-zooticamente entre os macacos da floresta Amazônica, pode acometer ocasionalmente o homem não imune que tem contato com a mata".[17]

Várias outras enfermidades eram tratadas no relatório, com cifras sobre número de casos e as medidas que vinham sendo tomadas, como as doenças sexualmente transmissíveis, o câncer e as cardiopatias.

Havia também uma abordagem sobre a saúde mental, com forte crítica ao modelo de internações historicamente constituído:

[16] *Idem*, p. 107.
[17] *Idem*, p. 112.

A rede hospitalar nacional segue a velha orientação ultrapassada dos grandes agrupamentos de enfermos e, em virtude desse anacronismo, encontram-se no país verdadeiras e imensas "disfrenópoles" que se tornaram praticamente incontroláveis em consequência da centralização administrativa e executiva a que estão sujeitas. Ao lado dessa situação vigente nos estados brasileiros economicamente mais fortes, figuram extensas áreas do território nacional desprovidas de hospitais psiquiátricos. Nos grandes hospitais psiquiátricos do país, a superlotação, agravada pela centralização executiva, não lhes permite apresentar melhor rendimento, sendo de notar que esses mesmos hospitais, em sua fase de crescimento, foram símbolos de perfeição funcional ao tempo em que sua lotação não excedia 1.500 leitos. Hoje, Juqueri, Barbacena e a Colônia Juliano Moreira são apenas depósitos de enfermos, embora representem mais de 50% dos leitos mantidos pelos governos federal e estadual.[18]

O relatório chamava a atenção para experiências que vinham sendo feitas em outros países, com outras abordagens e maior êxito:

Na Inglaterra, aboliu-se praticamente a política internista em benefício da instalação de uma rede de ambulatórios psiquiátricos e centros praxiterápicos de reabilitação, passando a ser o hospital apenas um momento no tratamento dos psicóticos; os nosocômios funcionam, o mais das vezes, como *day-hospital* e *night-hospital*. Idêntica tem sido a orientação da assistência aos doentes mentais na França, onde os enfermos tratados nos hospitais especializados são reencaminhados, o mais rapidamente possível, aos seus ambientes familiares e são mantidos em tratamento ambulatorial sob controle de assistentes sociais.[19]

Estava claro para os responsáveis pelo relatório que as condições de pobreza da maior parte dos brasileiros eram a principal causa

[18] *Idem*, p. 128.
[19] *Idem, ibidem.*

de muitas das doenças que ainda atingiam o país. Nesse cenário, acentuava-se também a carência de saneamento básico na maior parte do território nacional.

As redes de água eram presentes em 68,8% dos municípios do Sudeste e 58,4% dos municípios do Sul, mas em somente 38,3% do Nordeste, 22,1% do Norte e 19,6% do Centro-Oeste. A situação da rede de esgotos era ainda pior, com somente 1,6% dos municípios do Norte com esse serviço, 11% no Nordeste, 23,7% no Centro-Oeste, 39,2% no Sul e 47,6% no Leste (Sudeste). Em termos de estrutura de atendimento, existiam 2.547 hospitais no país, sendo 371 públicos e 2.176 privados. Em termos de serviços oficiais de saúde pública, 578 eram federais, 2.463 eram estaduais e apenas 319 eram municipais.

Esses números claramente mostram que a saúde pública era para poucos e que, em termos de estrutura oficial, continuava muito centralizada, com os municípios desempenhando papel apenas acessório, sem nenhum protagonismo relevante.

O documento fez de fato a crítica ao modelo hospitalar hegemônico na época:

> A rede hospitalar, por exemplo, repousa, ainda, na estrutura multicentenária das instituições de misericórdia, e existe tendência a custeá-la, cada vez mais, à conta do Tesouro Nacional. Cerca de 62,1% do total de leitos existentes no Brasil pertencem a entidades ditas particulares, que, no entanto, dependem cada vez mais do auxílio do Poder Público para fins de caridade ou filantropia.[20]

Em termos da estrutura pública, o documento base da 3ª Conferência Nacional de Saúde destacou com ênfase a necessidade de fortalecimento do papel dos municípios. E esse foi o tom geral das discussões no evento no Rio de Janeiro.

[20] *Idem.*

O documento elenca vários argumentos na defesa da municipalização, em termos de custos, de eficácia no atendimento, de democratização do acesso aos serviços públicos. Três das quatro Comissões Técnicas que aprofundaram a discussão dos temas da Conferência ressaltaram em seus relatórios a relevância da municipalização.

Esse aspecto apenas não apareceu no relatório da Comissão Técnica que debateu o Tema A, "Situação sanitária da população brasileira. Apreciação geral do problema". Era um tema mais geral, sobre a situação da saúde no país.

Outra Comissão Técnica debateu o Tema B, "Distribuição e coordenação das atividades médico-sanitárias nos níveis federal, estadual e municipal". A Comissão tratou, então, de analisar a estrutura pública existente em atendimento à saúde no país.

A Comissão concluiu que "não é satisfatório o rendimento das atividades médico-sanitárias nos diferentes níveis administrativos do país, além de ficarem sem qualquer assistência cerca de dois terços da população do país". Por isso, defendeu como sendo "essencial modificar a estrutura sanitária vigente e sua coordenação". De modo específico, a Comissão defendeu a criação de uma infraestrutura sanitária local como "medida essencial para a execução e continuidade dos programas de Saúde Pública".

A Comissão propôs então um elenco de funções para a união, estados e municípios, de modo a haver uma melhor cooperação e eficácia na área da saúde. Estas seriam as atribuições dos municípios:

a) fixar o Programa de Saúde Pública Municipal, levando em conta os critérios estabelecidos nos Planos-Diretores Nacional e Estadual; b) organizar e executar os serviços locais de saúde, inclusive a fiscalização de gêneros alimentícios, de acordo com suas possibilidades; c) estabelecer, em lei municipal, a obrigatoriedade de participação financeira do município na manutenção das atividades de saúde e saneamento; d) operar e manter serviços de abastecimentos d'água, de remoção de dejetos e de lixo, diretamente ou mediante concessões; e) colaborar no preparo de pessoal para serviços de saúde; f) admitir pessoal, visando a vincular esses servidores à organização municipal e a criar uma infraestrutura permanente; g) coletar, de acordo com normas padronizadas, assim como apurar e analisar, dados de estatística de saúde.[21]

O Tema C foi especificamente sobre "Municipalização dos serviços de saúde", e a Comissão Técnica correspondente examinou um relatório oficial do Ministério da Saúde a respeito. Reiterando a defesa do "princípio da municipalização dos serviços locais de saúde", a Comissão fez estas recomendações:

1. Que os governos federal, estaduais e municipais, na mais estreita cooperação, estabeleçam, no menor prazo possível, em nível municipal, a estrutura sanitária básica do país, de forma a fornecer os cuidados médico-sanitários indispensáveis à defesa da vida de toda a população brasileira. 2. Que este esforço deve ser iniciado, prioritariamente, nos municípios que ainda não disponham de qualquer medida de defesa da saúde. 3. Que os serviços de saúde a serem implantados nos municípios deverão levar em conta, na sua estrutura, as necessidades e possibilidades de cada um. 4. Que os serviços de saúde dos municípios terão no mínimo as seguintes atividades: a) medidas elementares de saneamento do meio; b) fiscalização dos gêneros alimentícios, das habitações e dos estabelecimentos que lidam com a produção e o comércio de alimentos; c) imunização contra as doenças transmissíveis; d) prestação dos primeiros atendimentos de assistência a doentes; e) programas de proteção à maternidade e à infância; f) educação sanitária; g) levantamento dos dados de estatísticas vital.[22]

Já o Tema D foi sobre "Fixação de um Plano Nacional de Saúde". Em seu relatório, a Comissão Técnica sustentou "a necessidade de

[21] *Idem*, p. 238.
[22] *Idem*, pp. 239-240.

estabelecimento de cooperação permanente entre as administrações sanitárias federais, estaduais e municipais, paraestatais e privadas".

Entre as recomendações, a de que "seja assegurada alta prioridade à implantação de uma rede médico-sanitária, de caráter nacional, que atenda, primordialmente, ao combate às doenças de maior prevalência, de acordo com a política de municipalização".

Outra recomendação identificava algumas prioridades para ação imediata:

> Que sejam executadas como programas de ação imediata as metas setoriais incluídas no relatório oficial do Ministério da Saúde a seguir enumeradas: 1 – malária; 2 – doença de Chagas; 3 – tuberculose; 4 – esquistossomose; 5 – saneamento básico; 6 – produção de medicamentos necessários ao combate às enfermidades de massa; 7 – ampliação ou instalação de indústrias para a produção de inseticidas de ação residual; 8 – instalação de serviços-pilotos que levem à prática da descentralização das atividades de saúde pública.[23]

As Comissões Técnicas tiveram a participação de médicos sanitaristas com importante história na saúde pública brasileira, que conheciam a realidade nacional e percebiam a importância de fortalecimento da estrutura pública e de maior protagonismo dos municípios, condições essenciais para dar conta de um país continental, então ainda majoritariamente rural e que continuava sofrendo com doenças transmissíveis típicas da pobreza.

Entre outros, participou por exemplo Bichat de Almeida Rodrigues, piauiense de Teresina que, nascido em 1912, formou-se em 1936 pela Faculdade de Medicina da Universidade do Brasil, no Rio de Janeiro. A convite de Evandro Chagas, ingressou no Instituto Oswaldo Cruz (IOC) em 1939, passando a atuar no Serviço de Estudos das Grandes Endemias (Sege). Bichat havia conhecido de perto o

---

[23] *Idem*, p. 244.

drama dos atingidos pela malária na Amazônia, como membro da Comissão Brasileira Demarcadora de Limites do Setor Oeste. Circulando durante dias pelos igarapés ou acampado em barracas, atendeu a população indígena e teve reforçada a sua visão sobre a importância de uma saúde pública, social, preventiva, visão que levou para a Comissão Técnica que avaliou o Tema B da 3ª Conferência Nacional de Saúde: "Distribuição e coordenação das atividades médico-sanitárias nos níveis federal, estadual e municipal". Também esteve presente Sylvia Hasselmann, nascida em 1913 no Rio de Janeiro. Formada em medicina em 1935, também na Universidade do Brasil, atual Universidade Federal do Rio de Janeiro (UFRJ), Sylvia foi a primeira mulher a frequentar o Curso de Aplicação do IOC, entre 1931 e 1932, tornando-se colega de seu futuro marido, Walter Oswaldo Cruz. No período em que o marido se dedicou ao estudo de anemias em Rochester, Nova York, em 1941, Sylvia estagiou no Health Bureau Laboratory e, em 1945, cumpriu estágio de dois meses no Statistics Health Bureau de Washington, D.C. Entre outras funções no serviço público, foi médica sanitarista do Departamento de Saúde da Superintendência de Serviços Médicos (Suseme), até 1968, e chefiou a seção de estatística nosocomial do Serviço Federal de Bioestatística, de 1944 a 1952, e a seção de doenças transmissíveis da Divisão de Organização Sanitária, entre 1962 e 1969. Faleceu em 1997.

Mais um participante da Conferência foi o alagoano Ib Gatto Marinho Falcão, formado em 1935 na Faculdade de Medicina da Bahia, e que em 1950 foi um dos fundadores e primeiro diretor da Faculdade de Medicina de Alagoas. No mesmo ano, representou o Brasil no Congresso Internacional do Câncer, em Paris, e no Congresso Internacional de Radiologia, em Londres. Trabalhou durante muitos anos na Santa Casa de Maceió, onde estruturou um dos mais importantes centros de tratamento de câncer do Nordeste. No governo de Arnon de Mello (1951-1956), foi responsável pela implantação do Centro Educacional de Pesquisas Aplicadas (Cepa) e coordenou missões rurais que mobilizavam médicos, agrônomos, professores e técnicos para ações no interior do estado. Criador da Escola de Ciências Médicas de Alagoas, faleceu em 2008.

Com a presença, portanto, de experientes profissionais, de várias formações e visões, mas com estreito contato com a realidade brasileira, a 3ª Conferência Nacional de Saúde fez uma importante defesa, em suma, da saúde pública na perspectiva da relevância da municipalização, ou de no mínimo dar maior peso aos municípios nas ações públicas em saúde.

A Conferência terminou com a indicação de um calendário de ações que deveriam ser realizadas em 1964, visando a elaboração de início de implementação de um Plano Nacional de Saúde, com a perspectiva de implantação da municipalização. No primeiro semestre de 1964 seriam realizados "levantamentos preliminares indispensáveis ao conhecimento das necessidades e dos recursos médico-sanitários da população brasileira". Esses levantamentos, já com a nova abordagem em vista, seriam "realizados em base municipal".[24]

Seguindo o mesmo calendário proposto, cada estado, território e o Distrito Federal deveriam enviar um representante para participar do Curso de Planejamento de Saúde previsto para ser realizado em maio e junho de 1964, no Rio de Janeiro. Na mesma cidade, na segunda quinzena de junho de 1964, estariam por sua vez reunidos

> [...] os responsáveis pelos levantamentos realizados nos estados, territórios e Distrito Federal com o Grupo de Planejamento do Ministério da Saúde, a fim de confrontarem os dados obtidos e assentarem medidas para a realização da segunda etapa da elaboração do Plano, no período de agosto a novembro.[25]

[24] *Idem*, p. 245.
[25] *Idem, ibidem.*

Todo esse conjunto de intenções, entretanto, foi por água abaixo com o golpe militar de 31 de março de 1964. Como todo o restante do governo de João Goulart, o ministro Wilson Fadul foi deposto do cargo a 5 de abril de 1964, sendo substituído interinamente por Vasco Tristão Leitão da Cunha, que permaneceu por poucos dias, só até 14 de abril, acumulando o Ministério das Relações Exteriores. Diplomata de carreira, Leitão da Cunha permaneceu na chefia do Itamaraty até 17 de janeiro de 1966, no primeiro governo militar, do general Castelo Branco. O ministro da saúde de 15 de abril de 1964 a 14 de março de 1967 foi Raimundo de Moura Brito.

Estava começando uma era de perseguições políticas, que também atingiram muitos sanitaristas. Caso de alguns participantes da 3ª Conferência Nacional da Saúde, como o cearense de Itapipoca, nascido em 1912, Manuel Isnard Teixeira. Diplomado em 1933 pela Faculdade de Medicina da Bahia, participou de 1934 a 1936 do Curso de Aplicação do Instituto Oswaldo Cruz. Em 1943, tornou-se bolsista do Institute of Inter-American Affairs nos Estados Unidos, onde participou de diversos cursos na School of Hygiene of Johns Hopkins University.

Em 1947, passou a liderar a campanha contra as helmintoses do Departamento Nacional de Saúde Pública (DNSP). Foi corresponsável, com Barca Pellon, pelo Inquérito Helmintológico Escolar, que objetivava identificar as áreas infestadas pela esquistossomose no Brasil, concluído em 1954.

No mesmo ano, passou a chefiar o laboratório do Serviço Nacional de Tuberculose. Em 1959, começou um conjunto de viagens comissionado pela OMS para países como México, Estados Unidos, Canadá e Japão, visando o estudo da produção e aplicação da vacina BCG (bacilo de Calmette e Guérin) liofilizada, isto é, por desidratação em baixa temperatura. Na Europa, em 1960, pesquisou novas técnicas em bacteriologia da tuberculose. De volta ao Brasil, chefiou de 1961 a 1964 o laboratório do Instituto Fernandes Figueira

(IFF), que representou como participante da 3ª Conferência. Logo depois do golpe militar, teve seus direitos políticos cassados e decretada compulsoriamente sua aposentadoria com a acusação de ser comunista.

Sim, o Brasil passava a viver um novo momento político, mas a realidade social continuava desafiadora, como demonstrou o diagnóstico feito na 3ª Conferência, e os sonhos de muitos sanitaristas por uma nova saúde pública permaneciam. Então, a luta por uma saúde pública democrática, social, confundir-se-ia com a luta pela democratização do país. Essa foi a tônica da reforma sanitária que envolveria tantos atores na década de 1970.

Um dos pontos do movimento da reforma sanitária era a crítica ao modelo consagrado com a criação em 1965 do Instituto Nacional de Previdência Social (INPS), que unificou os Institutos de Aposentadoria e Pensões (IAPs). A crítica central era que a assistência médica e previdenciária atingia apenas a quem tinha carteira assinada, deixando de fora milhões de brasileiros, na condição, portanto, de não cidadãos.

Em 1977 seria criado o Sistema Nacional de Assistência e Previdência Social (Sinpas) e, como parte dele, o Instituto Nacional de Assistência Médica da Previdência Social (Inamps), sucessor do INPS e que passou a ser o principal órgão público prestador da assistência médica, essencialmente através da compra de serviços médico hospitalares e especializados do setor privado. Era mais um passo na privatização da assistência à saúde, que continuava além de tudo limitada aos trabalhadores com carteira assinada. Mais uma medida que alimentou o espírito de resistência do movimento pela reforma sanitária.

IV

A REFORMA SANITÁRIA
E O ESBOÇO DO SUS

A arena política foi se tornando cada vez mais fechada depois do golpe militar, mas a própria realidade brasileira, extremamente grave em termos de saúde pública, como demonstrou a 3ª Conferência Nacional de Saúde, de 1963, continuou incomodando os profissionais que cada vez mais sentiam a urgência de uma nova visão sobre a medicina e sobre a própria formação dos médicos.

Nesse cenário, a universidade se tornou um espaço privilegiado para a emergência do movimento que seria conhecido como o de *reforma sanitária*, duas palavras que sintetizavam os desejos profundos de uma grande transformação da estrutura da saúde pública – que fosse efetivamente cidadã, alcançando todos os brasileiros.

No âmbito das faculdades de medicina, era cada vez mais nítido o sonho por uma nova visão da profissão e da atividade médicas, e naquele período eram ouvidos com força os ecos dos seminários da Opas em Viña del Mar e Tehuacán. Duas faculdades de medicina em especial sentiram de modo expressivo a influência dos debates em Viña del Mar.

Impactos de Viña del Mar

De fato, o trabalho comunitário de algumas faculdades de medicina brasileiras na década de 1970, como a Unicamp, em

Campinas, teria um perfil muito próximo ao daqueles recomendados pelo seminário de Viña del Mar. Um trabalho com comunidades locais, de forte cunho social, com ativa participação dos estudantes.

Pois um dos participantes do evento no Chile foi justamente aquele que seria o reitor da Unicamp no período do trabalho mais intenso de medicina social, comunitária: o lendário Zeferino Vaz.

Zeferino participou do seminário como decano da Faculdade de Medicina de Ribeirão Preto, ligada à Universidade de São Paulo (USP). Foi a primeira Faculdade de Medicina do interior paulista, criada por lei aprovada na Assembleia Legislativa em 1948, a partir de projeto do deputado Luiz Augusto Gomes de Matos.

Coordenador da comissão criada na USP visando a criação da nova Faculdade de Medicina, Zeferino Vaz seria o seu primeiro diretor. As atividades começaram em 1952, com apoio da Fundação Rockefeller na instalação de laboratórios e na formação de professores.

Um desses professores era José Pedreira de Freitas, que instalou a área de Higiene e Medicina Preventiva na instituição. Nessa condição, Pedreira de Freitas também participou do seminário de Viña del Mar com Zeferino Vaz.

Freitas era pesquisador da doença de Chagas na região de Ribeirão Preto, uma região muito assolada pela enfermidade nas primeiras décadas do século XX. Nascido em Mococa, a 12 de janeiro de 1917, diplomou-se em medicina em 1941 na USP e logo se interessou pela pesquisa de doenças tropicais transmissíveis.

Trabalhou com Augusto Leopoldo Ayrosa Galvão e Mauro Pereira Barreto em pesquisas sobre malária e malarioterapia e em 1944 publicou "Alterações cardíacas na moléstia de Chagas", seu primeiro estudo sobre o tema que o envolveria intensamente. Três anos depois, com apoio do Departamento de Saúde do Estado de São Paulo, instalou no distrito, atual cidade, de Cássia dos Coqueiros, na região de Ribeirão Preto, um laboratório, um Posto de Estudos da Moléstia de Chagas.

Os estudos sobre a doença continuaram quando se transferiu para a Faculdade de Medicina de Ribeirão Preto, onde havia outros pesquisadores sobre o tema. A Faculdade se tornou rapidamente uma referência em pesquisa em medicina social, com a atuação de estudiosos como Romero Teruel, que, entre outras, fez várias investigações sobre mortalidade infantil, constatando o impacto das doenças infecciosas.

Com seu prestígio crescente, a Faculdade de Ribeirão Preto colaboraria no desenvolvimento de outras instituições universitárias, como a própria Faculdade de Ciências Médicas da Unicamp. Em 1965, já com o mesmo Zeferino Vaz na reitoria da universidade, seria criado o Departamento de Medicina Preventiva da Faculdade de Ciências Médicas da Unicamp, e em sua estruturação participaram docentes procedentes da irmã de Ribeirão Preto: Miguel Inácio Tobar Acosta, fundador do departamento, Manildo Fávero, Ana Maria Tambelini Arouca e Antonio Sergio da Silva Arouca, um dos pilares do movimento de reforma sanitária dos anos 70, que culminaria na criação e na estruturação do SUS.

Todos esses movimentos não deixaram de ser desdobramentos do seminário de Viña del Mar, que teve outro participante ilustre. Foi Walter Pereira Leser (1909-2004), então professor de Higiene da Escola Paulista de Medicina.

Logo que retornou do Chile, Walter Leser foi encarregado de coordenar a implantação do Departamento e Instituto de Medicina Preventiva na Escola Paulista de Medicina, do qual foi o primeiro diretor. Ele estava colocando em prática as ideias pioneiras que apresentara em Viña del Mar.

Os princípios do sanitarismo e da medicina preventiva estiveram presentes nas diversas realizações posteriores de Leser. Ele contribuiu fortemente, por exemplo, com a criação da Fundação Carlos Chagas, de 1964, e introduziu importantes mudanças na Secretaria de Estado da Saúde, que Leser assumiu pela primeira vez em 1967, no governo Abreu Sodré.

Nessa função, ele criou a Carteira de Vacinação e introduziu a vacina contra sarampo no calendário estadual, com grandes resultados. Leser promoveu, ainda, uma grande reforma administrativa na Secretaria de Estado da Saúde de São Paulo, instituindo por exemplo a carreira de sanitarista, profissional que passou a liderar alguns dos serviços e equipamentos. Caso dos postos de saúde polivalentes, também criados em sua gestão.

Em sua segunda passagem pela Secretaria de Estado da Saúde, de 1975 a 1979, no governo Paulo Egídio Martins, Walter Leser instituiu os "cursos curtos" para a capacitação de sanitaristas. Foram cerca de 400 formados em poucos anos e muitos deles tiveram atuação central no movimento da reforma sanitária.

Foram longe, portanto, os ecos do seminário de Viña del Mar, assim como continuou sendo de enorme relevância a contribuição da Opas na estruturação da saúde pública no Brasil. O ideal de uma medicina social, comunitária, era cada vez mais vibrante, cativando estudantes, profissionais e gestores públicos, sempre sob a inspiração do direito de todos à saúde.

O Instituto de Medicina Social

Os passos que alimentaram o movimento pela reforma sanitária eram, assim, cada vez mais intensos, em diferentes regiões do país, em plena ditadura militar. Um avanço importante foi dado, nesse sentido, com estruturação do Instituto de Medicina Social, no Rio de Janeiro.

As sementes do Instituto foram lançadas com a criação em 1965, no Hospital Pedro Ernesto, de um ambulatório de medicina comunitária. O hospital é vinculado à Faculdade de Medicina da Universidade do Estado do Rio de Janeiro (Uerj), e a iniciativa do ambulatório foi do médico Américo Piquet Carneiro (1909-1992).

Católico liberal e progressista, Piquet Carneiro estimulava seus alunos a fazerem visitas domiciliares aos atendidos pelo Hospital Pedro Ernesto. Era a forma que ele via de conhecimento integral da vida das pessoas atendidas, considerando o seu hábitat, o seu entorno familiar, enfim, as condições materiais de sua existência.

Um desses alunos era Hésio Cordeiro, mineiro de Juiz de Fora, nascido em 1942 e filho de um médico que tinha consultório no Méier, no Rio de Janeiro. Em 1966, sob a orientação de Piquet Carneiro, Hésio e o carioca Moysés Szklo iniciaram um inquérito epidemiológico em comunidade da Zona Norte do Rio de Janeiro. Os dois pesquisadores, que teriam importante participação no processo que levaria à constituição do SUS, receberam apoio do governo do estado da Guanabara para realizar o estudo, que tinha claramente a tônica da medicina social, uma linha de pensamento que ganhava força nos Estados Unidos.

Nesse mesmo período, Moysés Szklo foi encaminhado por Piquet Carneiro para Ribeirão Preto para conhecer de perto o trabalho de medicina social praticado pela jovem, mas já conhecida, Faculdade de Medicina. Assim Moysés teve contato pessoal com as pesquisas de Pedreira de Freitas em doença de Chagas, entre outras.

A viagem foi o ponto de partida para um intercâmbio entre as faculdades de Ribeirão Preto e da Uerj. Mais tarde, Hésio Cordeiro comentaria que a experiência esteve na origem do que seria chamado, em sua faculdade, de Saúde Coletiva.[1]

As experiências foram se acumulando, até o amadurecimento da criação, em 1970 (sempre sob inspiração de Piquet Carneiro), do Instituto de Medicina Social (IMS). Para conduzir o trabalho do Instituto, Carneiro indicou os próprios Hésio Cordeiro e Moysés Szklo, além de Nina Pereira Nunes (1936-2015). Pouco depois, Moysés se radicaria nos Estados Unidos, onde se estabeleceria

---

[1] Cebes, 2014.

como professor da Escola de Saúde Pública da Universidade Johns Hopkins.

Já em 1974, o IMS criava o mestrado em Saúde Coletiva, como consequência de gestões de Hésio Cordeiro junto à Opas, à Fundação Kellogg e à Financiadora de Estudos e Projetos (Finep). O IMS passou então a contar com a colaboração de uma equipe multidisciplinar, que incluía, entre outros, a socióloga Madel Luz e o economista e cientista político José Luís Fiori, que no período mais duro do regime militar tinha vivido no Chile, onde colaborou com a economista Maria da Conceição Tavares.[2]

Um apoio fundamental para a consolidação do IMS, em termos financeiros e de ideias, foi dado por Juan César Garcia, consultor da Opas. Garcia foi um ativo personagem e inspiração permanente para o movimento de medicina social na América Latina, em estreita consonância com a trajetória da reforma sanitária no Brasil.[3]

A contribuição de Juan César Garcia

Nascido em 1932 em Necochea, na Argentina, Juan César Garcia diplomou-se em medicina em meados da década de 1950, na Universidade de La Plata. A residência no Hospital de Crianças Sor Maria Ludovica, em La Plata, e os trabalhos no Centro de Saúde de Berisso, que o aproximaram de uma medicina social, foram determinantes para os seus rumos ideológicos e profissionais.

Entre 1960 e 1964 esteve no Chile, estudando na Faculdade Latino-Americana de Ciências Sociais (Flacso), onde reforçou sua perspectiva social, comunitária, da atividade médica. Em 1965 trabalhou na Universidade de Harvard e no ano seguinte ingressou na

[2] *Idem.*
[3] *Idem.*

Opas, onde desenvolveria importantes iniciativas, com repercussão em vários países, inclusive no Brasil.

Foi densa e múltipla a sua produção teórica, em publicações como os *Cuadernos Médico Sociales*, do Chile, e em vários livros. Em 1972, publicou *La educación médica en América Latina*, fruto de uma longa pesquisa sobre a formação de profissionais de medicina no continente. No mesmo ano, coordenou um seminário em Cuenca, Equador, onde ficou explícita a sua crítica à visão sociológica funcionalista que era dominante no ensino e na prática médica até a década de 1960. O seminário foi um marco em termos de incorporação das ciências sociais no estudo e na prática da medicina no continente, rumo a uma medicina social, coletiva, como estavam pensando e exercendo os membros do Instituto de Medicina Social no Rio de Janeiro.

Nos primeiros anos da década de 1970, Garcia se aproximou do Departamento de Medicina Preventiva da Unicamp, com o qual manteve constante intercâmbio. Ele enviava longas cartas a seus contatos, em que sempre indicava sugestões bibliográficas.[4] Também enviava cópias de muitos textos que permaneciam desconhecidos no Brasil, de autores como Michel Foucault ou Jean-Claude Polack.

Como contraponto à visão funcionalista, Garcia propunha uma reflexão crítica na perspectiva marxista, na linha do materialismo histórico-dialético, com forte influência de nomes como Louis Althusser, Antonio Gramsci e György Lukács. Eram autores que se tornaram caros para muitos sanitaristas, então alinhados com o Partido Comunista Brasileiro.

Durante todo o movimento da reforma sanitária no Brasil, Juan César Garcia permaneceu como uma consistente referência intelectual. Sua importância pode ser mensurada pelas homenagens que recebeu, com seu nome destinado a diferentes instituições, como

---

[4]   Programa de Pós-Graduação em Memória Social, 2005, p. 103.

o Ateneo Juan César Garcia, em Havana, Cuba, e o Instituto Juan César Garcia – Fundación Internacional de Ciencias Sociales y Salud, em Quito, Equador.

Um documento que se tornou lendário

Com o apoio de Juan César Garcia e da Opas de forma geral, além de outras organizações, e com a atuação de Hésio Cordeiro e outros, o IMS se tornou um dos centros pensantes do movimento da reforma sanitária, que basicamente criticava o modelo exclusivista de saúde praticado até então no Brasil. Um modelo que privilegiava uma minoria, enquanto a maioria dependia das instituições filantrópicas ou de reduzidos serviços públicos.

Do mesmo modo, os defensores da reforma sanitária consideravam inaceitável a condição de saúde, ou de falta dela, em que se encontrava boa parte dos brasileiros, sobretudo os que viviam na zona rural, como demonstrava o diagnóstico oficial apresentado na 3ª Conferência Nacional de Saúde. Pois aqueles indicadores, que já eram assustadores, pioraram no governo militar, o que justificava ainda mais a conexão entre o movimento pela reforma sanitária e a luta pela democratização no país.

Pois foi no IMS que se elaborou um documento que se tornaria lendário, um catalisador das ideias que vinham sendo discutidas nas faculdades de medicina, em seminários e outras arenas de debate. O documento tinha o título de "A questão democrática na área da saúde" e foi assinado por Hésio Cordeiro, José Luís Fiori e Reinaldo Guimarães.

Em um artigo publicado em 2021, Luís Fiori comentou a gênese do documento, assinalando que "foi dentro do Instituto de Medicina Social que nasceu, em 1975, a primeira proposta intelectual sistemática, e de esquerda, de um sistema universal de saúde, inspirado pelo

National Health Service inglês dos anos 40, e pela Reforma Sanitária italiana dos anos 70".[5]

Fiori explica que

> [...] a originalidade do IMS, naquele momento, foi ir além do puro exercício da crítica ao regime militar, para pensar o que fazer concretamente no campo da saúde brasileira no momento em que as forças progressistas conseguissem chegar ao poder, como aconteceu, pelo menos em parte, no período da 'Nova República', entre 1986 e 1990.

Falando sobre "A questão democrática na área da saúde", documento que circulou entre um público restrito, no ano de 1976, Fiori salienta que

> [...] para formular a primeira proposta, um pequeno grupo de professores do IMS, liderados por Hésio Cordeiro, levou à frente, a partir de 1975, um trabalho de consulta às entidades sindicais e associações médicas do Rio de Janeiro, para construir em conjunto e de forma consensual um novo projeto sanitário para o Brasil. Este trabalho de consulta e discussão coletiva tomou aproximadamente um ano, e foi depois dessas múltiplas "audiências" com sindicatos e corporações médicas e sanitárias que foi redigida a "seis mãos" a primeira versão deste texto/manifesto.[6]

Fiori prossegue lembrando que

> foi a partir desta plataforma inicial que ele [o documento] começou a ser divulgado e reproduzido por várias revistas e instituições, muitas vezes sem o nome de seus autores originais. Em 1979, ele foi publicado pela revista do Cebes, e acabou se transformando num verdadeiro manifesto do movimento sanitário brasileiro, nos primeiros anos da década de 80, até seu reconhecimento e oficialização como documento e decisão da 8ª Conferência Nacional de Saúde, no ano de 1986.[7]

---

[5] Fiori, 2021.
[6] *Idem.*
[7] *Idem.*

80 | A REFORMA SANITÁRIA E O ESBOÇO DO SUS

Este é o documento, reproduzido na íntegra pela sua importância histórica: "A questão democrática na área da saúde", por Hésio Cordeiro, José Luís Fiori e Reinaldo Guimarães:

É praticamente consensual entre os especialistas o diagnóstico de que, a partir da década de 60, vem piorando gradativamente o nível de vida da população. Aumentaram significativamente a mortalidade infantil, as doenças endêmicas, as taxas de acidentes de trabalho, o número de doentes mentais, etc. Pioraram, igualmente, as condições de saneamento, a poluição ambiental, e os níveis nutricionais chegaram ao ponto de preocupar as autoridades, hoje um tanto pessimistas com relação ao que chamaram de "miséria absoluta". Cresce a um só tempo a mobilização popular contra o desemprego, os baixos salários e suas péssimas condições de vida. Cresce também, e mais especificamente, a irritação da população contra as filas, a burocracia, a corrupção e os custos da má atenção médica que recebem. Crescem, finalmente, as reclamações e reivindicações sindicais contra os convênios e contratos com as empresas médicas.

Enquanto isso acontece, a medicina brasileira vive uma profunda crise. Exacerbam-se as críticas à sua qualidade. Questiona-se cada vez mais a sua eficácia. Acusam-se os médicos de desleixo e desnaturada avidez salarial. Os donos de hospitais ameaçam fechar porque seus lucros estão baixando.

É neste contexto que se situa a maior parte do material que vem sendo veiculado pelos meios de comunicação de massa. Inúmeros elementos objetivos sustentam a parcial veracidade destas acusações.

Entretanto, o que só recentemente está vindo à luz, em forma ainda um tanto encoberta, são as reais causas das distorções detectadas. As raízes últimas da anarquia instaurada na assistência médica e da insolvência sanitária da população: a mercantilização da medicina promovida em forma consciente e acelerada por uma política governamental privatizante, concentradora e antipopular.

Política que substitui a voz da população pela sabedoria dos tecnocratas e pelas pressões dos diversos setores empresariais; política de saúde que acompanha em seu traçado as linhas gerais de posicionamento socioeconômico do governo: privatizante, empresarial e concentrador da renda, marginalizando cerca de 70% da população dos benefícios materiais e culturais do crescimento econômico.

Política de saúde, ainda, que reduziu ao mínimo os gastos em saúde pública, privilegiando a assistência médico-hospitalar curativa e de alta sofisticação, ainda quando o quadro sanitário do país indique a enorme importância dos "velhos" problemas: esquistossomose, Chagas, malária, desnutrição, altos índices de mortalidade infantil, combinados com a emergência de novos padrões de mortalidade urbana (câncer, doenças cardiovasculares, acidentes, violências, etc.). Política de saúde, enfim, que esquece as necessidades reais da população e se norteia exclusivamente pelos interesses da minoria constituída e confirmada pelos donos das empresas médicas e gestores da indústria da saúde em geral.

Exemplo recente desta forma de política elitista e antipopular é a tentativa de criação do cheque-consulta, cujo único objetivo é satisfazer os interesses dos produtores de serviços, acenando à população com a ilusão de um melhor acesso aos serviços de saúde.

Face a esta política de caráter essencialmente antidemocrático, a grande maioria dos profissionais de saúde encontra-se hoje colocada na trincheira de uma batalha inglória, a tentar remediar os males de um planejamento ineficaz para uma população carente e subnutrida, com técnicas às vezes tão ou mais perigosas que as próprias doenças que deseja eliminar.

Por outro lado, a população, marginalizada das decisões sobre a política de saúde da mesma forma que da maioria das decisões sobre a vida nacional, financia um sistema que muito pouco ou nada lhe oferece em troca.

Frente a este quadro, é dever da população e dos profissionais de saúde, nos locais de trabalho e reunidos em torno de suas entidades representativas, apresentar seu diagnóstico da situação. Mais ainda, somando-se ao clima de debates que hoje caracteriza a conjuntura política nacional, avançar e propor plataformas de luta que busquem reunir suas aspirações na linha de constituição de uma medicina democrática.

É neste sentido que o Centro Brasileiro de Estudos de Saúde [Cebes] vem apresentar sua contribuição a este debate e a esta luta. [Essa frase e essa autoria foram agregadas à versão original do texto depois de 1979.]

O diagnóstico apresentado já indica as grandes linhas de uma proposta, limitando responsabilidades e definindo os principais obstáculos que se interpõem hoje, no Brasil, entre os ideais democráticos e as possibilidades de resposta e adequação real do nosso sistema de saúde àqueles ideais.

Por uma saúde autenticamente democrática entende-se:

1 – O reconhecimento do direito universal e inalienável, comum a todos os homens, à promoção ativa e permanente de condições que viabilizem a preservação de sua saúde.

2 – O reconhecimento do caráter socioeconômico global destas condições: emprego, salário, nutrição, saneamento, habitação e preservação de níveis ambientais aceitáveis.

3 – O reconhecimento da responsabilidade parcial, porém intransferível, das ações médicas propriamente ditas, individuais e coletivas, na promoção ativa da saúde da população.

4 – O reconhecimento, finalmente, do caráter social deste Direito e tanto da responsabilidade que cabe à coletividade e ao Estado em sua representação, pela efetiva implementação e resguardo das condições supramencionadas.

Por isso, são necessárias medidas que:

1 – Obstaculizem os efeitos mais nocivos das leis de mercado na área de saúde, ou seja, detenham o "empresariamento" da medicina.

2 – Transformem os atos médicos lucrativos em um bem social gratuito à disposição de toda a população.

3 – Criem um Sistema Único de Saúde.

4 – Atribuam ao Estado a responsabilidade total pela administração desse Sistema.

5 – Deleguem ao Sistema Único de Saúde a tarefa de planificar e executar uma política nacional de saúde, que inclua: a pesquisa básica, a formação de recursos humanos, a atenção médica individual e coletiva, curativa e preventiva, o controle ambiental, o saneamento e a nutrição mínima à sobrevivência de uma população hígida.

6 – Estabeleçam mecanismos eficazes de financiamento do sistema, que não sejam baseados em novos gravames fiscais sobre a maioria da população, nem em novos impostos específicos para a saúde. O financiamento do Sistema Único deverá ser baseado numa maior

participação proporcional do setor saúde nos orçamentos federal, estaduais e municipais, bem como no aumento da arrecadação decorrente de uma alteração fundamental no atual caráter regressivo do sistema tributário.

7 – Organizem este sistema de forma descentralizada, articulando sua organização com a estrutura político-administrativa do país em seus níveis federal, estadual e municipal, estabelecendo unidades básicas, coincidentes ou não com os municípios, constituídas por aglomerações de população que eventualmente reuniriam mais de um município ou desdobrariam outros de maior densidade populacional. Esta descentralização tem por fim viabilizar uma autêntica participação democrática da população nos diferentes níveis e instâncias do sistema, propondo e controlando as ações planificadas de suas organizações e partidos políticos representados nos governos, e assembleias e instâncias próprias do Sistema Único de Saúde.

8 – Esta descentralização visa, por um lado, à maior eficácia, permitindo uma maior visualização, planificação e alocação dos recursos segundo as necessidades locais. Mas visa, sobretudo, a ampliar e agilizar uma autêntica participação popular a todos os níveis e etapas na política de saúde.

Este, talvez o ponto fundamental desta proposta, negador de uma solução meramente administrativa ou "estatizante". Trata-se de canalizar as reivindicações e proposições dos beneficiários, transformando-os em voz e voto em todas as instâncias. Evita-se, também, com isto, uma participação do tipo centralizador tão cara ao espírito corporativista e tão apta às manipulações cooptativas de um Estado fortemente centralizado e autoritário como tem sido tradicionalmente o Estado brasileiro.

9 – Estabeleçam um estatuto de convivência entre a prática assalariada vinculada ao Sistema Único de Saúde e a autêntica prática de consultórios particulares que tem tradição na medicina brasileira.

10 – Definam uma estratégia específica de controle sobre a produção e distribuição de medicamentos, assim como de produção e/ou importação e consumo de equipamentos médicos. Que esta estratégia tenha presentes as necessidades reais, majoritárias e regionalizadas da população, reduzindo ao mínimo os gastos e a sofisticação desnecessária.

Estas opções políticas conduzem a uma proposta de transformação profunda no atual sistema de saúde, cujas medidas iniciais sejam:

I – Criar o Sistema Único de Saúde (SUS).

II – Outorgar ao Ministério da Saúde a direção do SUS, com a tarefa de planificar e implantar, em conjunto com os governos estaduais e municipais, a Política Nacional de Saúde. O órgão deve ter poder normativo e executivo, inclusive sobre o setor privado e empresarial, sendo controlado permanentemente pela população através de suas organizações representativas, via mecanismos claramente estabelecidos e institucionalizados.

III – Definir a Política de Assistência Médica, atualmente levada a cabo pelo Inamps, já então enquadrado e disciplinado pelo órgão diretor do SUS, mediante a suspensão imediata dos convênios e contratos de pagamento por unidades de serviços para a compra de atos médicos ao setor privado empresarial, substituindo-os por subsídios globais; estabelecer mecanismos efetivos de controle destas unidades contratadas que impeçam consequências danosas como o aviltamento dos salários dos profissionais e a diminuição da qualidade do atendimento; controle a ser exercido em conjunto por um representante do Sistema Único de Saúde com assento permanente na direção destas unidades.

IV – Criar imediata, ainda que progressivamente, com os recursos antes despendidos com os convênios e outros, uma rede nacional, devidamente regionalizada, de ambulatórios e postos de saúde próprios, voltados para a aplicação de medidas preventivas, articuladas com a assistência médica primária, de casos de emergência e acidentes do trabalho. Para o funcionamento destes postos, deverão ser utilizados médicos funcionários do Sistema Único e sobretudo pessoal auxiliar, cuja formação deverá ser estimulada com veemência.

V – Definição de uma política para a área rural adequada às reais necessidades de sua população, descondicionando a prestação de assistência médica da satisfação de interesses eleitorais de grupos partidários.

VI – Redefinir a atual política do FAS [Fundo de Apoio à Assistência Social] para que passe a funcionar a expansão da rede básica dos serviços de saúde.

VII – Privilegiar as medidas de controle do meio ambiente, particularmente aquelas destinadas à redução de doenças endêmicas, como Chagas, esquistossomose, malária etc.

VIII – Planejar a formação e distribuição de profissionais de saúde, definindo as prioridades para a formação de pessoal não especializado e especializado.

IX – Definir uma política de produção e distribuição de medicamentos e equipamentos médicos orientada pela simplificação e eficácia tecnológica e dirigida à redução da dependência ao capital estrangeiro através de:
• maior participação estatal na pesquisa, formação de pesquisadores e desenvolvimento de tecnologia nacional dirigida à produção de matérias--primas fundamentais à industrialização de medicamentos essenciais, de modo similar ao que originalmente propunha o próprio projeto ou Central de Medicamentos;
• controle de remessas de lucros para o exterior;
• controle efetivo da qualidade e da quantidade dos medicamentos comercializados;
• importação apenas daqueles equipamentos e fármacos que tenham tido sua eficácia comprovada através da utilização por um período mínimo de cinco anos.

O conjunto destas reivindicações conforma uma primeira etapa na formulação de uma plataforma de luta em prol de uma autêntica democratização da Medicina e da Saúde Brasileira. Não pretende ser executiva nem abranger detalhamentos administrativos de implementação. Não é seu objetivo. Define apenas as grandes linhas que deverão orientar, em nosso entender, as decisões políticas fundamentais. Abre-se a partir deste momento um debate democrático, o mais amplo e fértil possível, com todas as entidades e instituições interessadas na solução da crise atual da Medicina Brasileira. Debate que aprofunde estes pontos indicados, levando à formulação mais acabada de uma plataforma que agrupe e mobilize médicos e não médicos na luta contra a atual política de governo para a saúde e a favor de uma Medicina Democrática.[8]

---

[8] Cordeiro, Fiori & Guimarães, 2021 [1980].

A REFORMA SANITÁRIA E O ESBOÇO DO SUS

Criação de um Sistema Único de Saúde, o SUS

O movimento pela reforma sanitária tinha então uma meta concreta, capaz de aglutinar os anseios de mudança na área da saúde, como as mudanças radicais que a sociedade brasileira desejava em outras dimensões. A criação do SUS se tornava um mantra, como depois o "diretas já" no movimento pela volta das eleições diretas para presidente no início da década de 1980.

E que fosse um Sistema Único de Saúde fundamentado no direito de todos à saúde, em respeito à cidadania integral. E que fosse um SUS descentralizado, com a ação cooperativa entre os entes federativos e maior protagonismo dos municípios. As linhas estavam traçadas. O documento formulado no Instituto de Medicina Social sintetizava os sonhos e impulsionava a mobilização.

Cebes, pensando a reforma sanitária

A publicação citada por Fiori onde o documento em coautoria com Hésio Cordeiro e Reinaldo Guimarães foi publicado é a revista *Saúde em Debate*, lançada em 1976 pelo Centro Brasileiro de Estudos de Saúde (Cebes) e que se transformou em um dos principais veículos de divulgação das ideias do movimento pela reforma sanitária. Ideias que em grande parte foram gestadas e difundidas a partir do próprio Cebes.

A criação do Cebes foi um dos temas em debate na 28ª Reunião da Sociedade Brasileira para o Progresso da Ciência (SBPC), em julho de 1976, em Brasília. Na época, os encontros da SBPC eram um dos únicos espaços de relativa liberdade de discussão, no contexto da ditadura militar.

Muitos participantes da 28ª Reunião da SBPC, e que estão, portanto, na origem da criação do Cebes, eram integrantes do grupo do Departamento de Medicina Preventiva da Unicamp que deixaram a universidade após atritos com a reitoria. Caso de Sergio Arouca e outros.

A ideia que evoluiu nesse grupo, em conjunto com pesquisadores do Rio de Janeiro e de outros estados, era a de ser necessária a estruturação de uma organização de estudos que pudesse participar ativamente dos encontros da SBPC, os mais importantes do país na época com discussão aberta sobre os grandes temas nacionais.

Logo depois de sua criação, o Cebes empolgou pesquisadores e estudantes, que esperavam com avidez novas edições da revista. A publicação foi lançada em várias cidades, a partir de outubro de 1976, como em São Paulo, Brasília, Sorocaba, Campinas, Belo Horizonte, Rio de Janeiro, Vitória, Salvador e Londrina, entre outras. Em vários desses locais acabariam sendo criados núcleos do Cebes, somando-se à rede em defesa dos princípios da reforma sanitária.[9]

O lançamento em São Paulo foi no dia 1º de outubro de 1976, em debate que teve a participação do jornalista Bernardo Kucinski, do superintendente da Associação das Cooperativas Médicas Brasileiras, Leon da Silveira Lobo, e do coordenador do Programa de Estudos Socioeconômicos para a Saúde (Peses) da Fundação Oswaldo Cruz, Sergio Arouca, que se firmava cada vez mais como um dos grandes porta-vozes do movimento pela reforma sanitária. O lançamento no Teatro Paulo Eiró reuniu mais de 400 pessoas, demonstrando o grande interesse despertado pela criação do Cebes e de sua revista.

No Rio de Janeiro, o lançamento aconteceu no Teatro Casa Grande, com a participação de mais de 700 pessoas. Participaram do debate de lançamento o sanitarista Carlos Gentile de Mello, o economista e jornalista Fausto Cupertino, o psicólogo e jornalista Chaim Samuel Katz e o economista Sérgio Goes.

---

[9] Cebes, 1977.

Gentile de Mello foi um dos grandes entusiastas e propagadores das ideias da reforma sanitária, seja participando em grandes ou pequenos eventos, seja escrevendo artigos para a imprensa, em jornais do porte da *Folha de S.Paulo* ou da *Tribuna de Madureira*, no Rio de Janeiro, como lembraria a revista *Saúde em Debate* na homenagem que fez ao sanitarista por ocasião de seu falecimento, em 1982.

O grande público nos dois eventos de lançamento da revista confirma a relevância da criação do Cebes e da revista *Saúde em Debate*. Em um momento ainda de restrições à liberdade de imprensa, uma publicação que poderia ser classificada entre as "alternativas" do período e produzida por pessoas altamente qualificadas era um grande sinal de esperança em informação relevante e transformadora.

Um dos sanitaristas diretamente envolvidos na criação tanto do Cebes como da revista *Saúde em Debate* foi David Capistrano da Costa Filho, aluno de Sergio Arouca na Unicamp. Ligado ao Partido Comunista Brasileiro, como outros ativistas da reforma sanitária, David Capistrano teria papel relevante nos passos seguintes que levariam à criação e à estruturação do SUS.

Em outubro de 1977, durante o 19º Congresso Brasileiro de Higiene, no Palácio das Convenções do Anhembi, em São Paulo, o Cebes realizou a sua 1ª Assembleia Nacional. Uma das conclusões foi a de promoção anual do Dia Nacional de Saúde e Democracia, para a difusão do ideário do movimento da reforma sanitária.

Entre outras ações corajosas, o Cebes lançou em novembro de 1978 o livro *Medicina e política*, do médico e professor italiano Giovanni Berlinguer. Deputado pelo Partido Comunista Italiano (PCI), irmão do secretário-geral da organização, Enrico Berlinguer, Giovanni participou do lançamento do livro e de debates em São Paulo, Rio de Janeiro e Salvador. Em plena ditadura militar, um parlamentar comunista participou de eventos públicos no Brasil, como um marco importante do movimento pela reforma sanitária. A passagem de Giovanni pelo país foi fundamental, considerando que o movimento pela reforma sanitária no Brasil foi muito inspirado pelo que ocorria na Itália. Ele voltaria ao Brasil em 1986, para participar do 1º Congresso Brasileiro de Saúde Coletiva, promovido pela Abrasco. Cada novo número da *Saúde em Debate* era esperado com ansiedade. Foi a grande porta-voz do movimento pela reforma sanitária que culminaria no SUS.

A contribuição de Cecília Donnangelo

Uma importante contribuição acadêmica para o movimento da reforma sanitária foi feita por Cecília Donnangelo, apontada como uma das pioneiras do pensamento social em saúde no Brasil. Ela graduou-se em pedagogia em 1962 pela Faculdade de Filosofia, Ciências e Letras de Araraquara, instituição depois integrante da Universidade Estadual Paulista (Unesp).

Desenvolvendo desde cedo, como acadêmica, reflexões sobre a relação entre questões sociais e saúde, em 1964 ela foi contratada pela USP como professora na cadeira de Medicina Legal e Social da Faculdade de Medicina. Em 1969, passou a atuar no Departamento de Medicina Preventiva, onde trabalhou até 1983, quando faleceu em um acidente rodoviário.

Obras marcantes de sua autoria são *Medicina e sociedade – o médico e seu mercado de trabalho* e, com Luiz Pereira, o livro *Saúde e sociedade*. Com carreira acadêmica relativamente curta, Donnangelo deixou um pensamento instigante sobre as relações entre saúde, medicina e sociedade.

Em 2013 foi lançado, pelo Ministério da Saúde e pelo Conselho Nacional de Secretarias Municipais de Saúde (Conasems), o Prêmio Cecília Donnangelo de Ouvidoria SUS. O prêmio que traz o nome da grande pensadora em relações sociais da saúde tem o propósito de reconhecer as melhores experiências em ouvidoria do Sistema Único de Saúde.

Movimentação entre os estudantes

O movimento estudantil foi um dos principais atores da luta pela redemocratização durante a ditadura militar e naturalmente repercutiu as ideias ligadas ao movimento pela reforma sanitária. Foram várias ações entre os estudantes universitários, questionando o modelo de saúde pública vigente e demandando transformações profundas, o que contribuiu de modo significativo para fortalecer o movimento da reforma sanitária, cujas reflexões eram propagadas a partir de organizações como o IMS o Cebes e as faculdades públicas de medicina.

Com efeito, a universidade se tornou uma das principais arenas do movimento pela reforma sanitária, e um marco foi a realização, em julho de 1974, em Belo Horizonte (MG), da 1ª Semana de Estudos sobre Saúde Comunitária (Sesac).

O evento foi organizado por membros do Centro de Estudos de Saúde da Universidade Federal de Minas Gerais (UFMG). Em artigo publicado em 1977, no segundo número (de janeiro, fevereiro e março) da revista *Saúde em Debate*, os integrantes do Centro de Estudos apresentaram as motivações de realização da Sesac.

"A motivação principal para a realização dos encontros foi a necessidade de compreender melhor e de nos posicionar em relação à realidade da saúde brasileira", afirmaram no artigo. E continuaram:

> Ao tomar conhecimento de um relatório oficial do Governo do Estado de São Paulo, de diagnóstico das condições de saúde da Grande São Paulo, onde mais tem se concentrado o propalado 'desenvolvimento brasileiro', deparamo-nos com uma dura realidade. Segundo este relatório a taxa de mortalidade infantil da região é das mais altas do Brasil (89 óbitos por 1.000 nascidos vivos) e ultrapassa a dos países considerados francamente subdesenvolvidos. É assustador que este indicador de saúde tenha aumentado cerca de 45% desde o início da década de 1960, quando era de 60 óbitos por 1.000 nascidos vivos. A má nutrição decorrente de

deficiências proteico-calóricas, as condições extremamente precárias de saneamento básico e a progressiva redução do poder aquisitivo da população são as causas apontadas como responsáveis por este precário nível de saúde.[10]

Destacando que a mesma realidade se reproduzia por todo o país, os membros do Centro de Estudos de Saúde da UFMG criticavam no artigo o modelo de ensino nas universidades: "Nós, da área de saúde da Universidade Federal de Minas Gerais, sentimo-nos despreparados para enfrentar a realidade de saúde do Brasil, pois a Universidade nos ensina conceitos rígidos de como exercer a profissão médica".

Os membros do Centro de Estudos destacaram então uma mudança de rumos, a partir do conhecimento do documento "Medicina de comunidade – a saúde na mão do povo", produzido por alunos da Faculdade de Ciências de Saúde da Universidade de Brasília: "O documento demonstrava a tendência cada vez maior, em todas as áreas da atividade humana, de analisar o indivíduo não mais como uma ilha, mas como parte integrante da sociedade onde vive. A medicina, portanto, sendo um dos elos da vida material do homem, não está imune a esta crescente consciência social".

Concordando com as posições dos alunos da UnB, os universitários da UFMG decidiram então realizar a 1ª Sesac, em julho de 1974, em Belo Horizonte, visando aprofundar as discussões sobre a realidade da saúde no país. No artigo, os membros do Centro de Estudos de Saúde da UFMG também defenderam uma medicina comunitária e mudanças relevantes no ensino praticado nas faculdades de medicina, no espírito do movimento pela reforma sanitária.

As Semanas de Estudo sobre Saúde Comunitária seguintes seriam realizadas em Campinas (1975), Curitiba (1976) e Londrina (1977). A partir desses encontros, os estudantes das faculdades de medicina

[10] Salum *et al.*, 1977, p. 58.

pública dessas cidades formaram sua própria rede de contatos e intercâmbios, ajudando a fortalecer o movimento da reforma sanitária. Muitos futuros sanitaristas que teriam papel decisivo no processo de criação e construção do SUS participaram das Sesacs. Em algumas das cidades que sediaram as primeiras Sesacs, não por acaso, estavam em curso experiências consistentes em saúde comunitária, com ativa participação das faculdades de medicina e de seus alunos, como veremos no capítulo seguinte.

ABRASCO, MAIS UM ESPAÇO DE DEFESA DA REFORMA SANITÁRIA

Opas, Unicamp, IMS, Cebes. Na sopa de letras do movimento pela reforma sanitária nos agitados anos 1970 veio somar-se mais uma sigla, a Abrasco (Associação Brasileira de Pós-Graduação em Saúde Coletiva), que também seria importante protagonista no processo que levaria à criação e à estruturação do SUS.

Muitos personagens relevantes na trajetória das instituições citadas também participaram da criação e do crescimento da Abrasco. A Associação foi uma decorrência natural do novo pensamento em medicina que vinha sendo desenvolvido em espaços como o Departamento de Medicina Preventiva da Unicamp, em Campinas, e a Faculdade de Ciências Médicas da UnB, em Brasília.

Sob inspiração das ideias de Juan César Garcia e de outros, e com o apoio de organizações como a Opas e a Fundação Kellogg, já estavam funcionando cursos de pós-graduação em Saúde Coletiva no IMS/Uerj, na Escola Nacional de Saúde Pública da Fiocruz, nas Faculdades de Medicina da USP em São Paulo e Ribeirão Preto e nas Universidades Federais da Bahia e da Paraíba. Nesses locais se consolidava um pensamento crítico sobre a medicina, com um enfoque importante em sua dimensão social e coletiva.

A criação da Abrasco veio sedimentar o esforço de pesquisa na linha da saúde coletiva que vinha em estado de ebulição, alimentando o movimento pela reforma sanitária. E a sua criação aconteceu em um momento especial para o país, a 27 de setembro de 1979, um mês após a assinatura da Lei de Anistia pelo presidente João Baptista Figueiredo.

Mais uma vez a Opas teve papel central. Foi em sua sede em Brasília que aconteceu a assembleia de fundação da Abrasco, naquela data, durante a 1ª Reunião sobre Formação e Utilização de Pessoal de Nível Superior na Área da Saúde Coletiva. O evento de criação da Abrasco foi coordenado pelo consultor da Opas, Carlyle Guerra de Macedo.

Uma diretoria provisória foi eleita, sendo composta por Frederico Adolfo Simões Barbosa (presidente) e Ernani de Paiva Ferreira Braga e Guilherme Rodrigues da Silva (vice-presidentes). Assinaram a ata de fundação da Abrasco 53 pesquisadores, de várias instituições brasileiras. Desde então, a Abrasco se consolidou como mais um relevante território de defesa da reforma sanitária, da democracia e da criação do SUS. Estaria representada, por exemplo, na Comissão de Defesa da Reforma Sanitária, criada na histórica 8ª Conferência Nacional de Saúde, de 1986, como veremos.[11]

Um Simpósio histórico, no coração do poder

Fortalecido pelo pensamento crítico construído a partir do Instituto de Medicina Social e do Cebes e fortalecido com a Abrasco, o movimento pela reforma sanitária sempre teve de fato a universidade como uma arena privilegiada de discussão. Mas era fundamental que as ideias do movimento fossem levadas a outras esferas, para toda a

---

[11] Lima & Santana, 2006, pp. 17 a 19.

94 | A REFORMA SANITÁRIA E O ESBOÇO DO SUS

sociedade, e se possível nas diferentes esferas de poder, e nesse sentido um evento realizado em Brasília, em 1979, foi o momento perfeito. Entre 9 e 11 de outubro de 1979, a capital federal recebeu um evento histórico, marcado por muita emoção e expectativa: o 1º Simpósio sobre Política Nacional de Saúde. Emoção porque o país começava a sentir alguma brisa, ainda tímida, mas suficiente para gerar esperança, de uma abertura política, no contexto do governo do general João Figueiredo, que havia tomado posse a 15 de março daquele ano, sucedendo a Ernesto Geisel.

No dia 28 de agosto, Figueiredo assinava a Lei de Anistia, que permitia o retorno ao país de tantos exilados durante os anos mais duros do regime militar. Com a Lei de Anistia, também recuperavam os direitos políticos muitos líderes políticos, estudantes e profissionais de vários ramos, inclusive médicos cassados após o golpe de 31 de março de 1964.

Pois, sentindo essa brisa fresca tomar conta do clima geralmente seco da capital federal, dezenas de pessoas que viveram durante anos na clandestinidade voltaram a se encontrar no Simpósio promovido pela Comissão de Saúde da Câmara dos Deputados. Na realidade, o evento gerou enorme mobilização e reuniu mais de 900 inscritos, de todas as partes do país.

O movimento pela reforma sanitária estava no auge, e o Simpósio efetivamente reuniu vários dos seus expoentes, os quais tiveram papel central nas ações que, menos de uma década depois, levariam à consolidação do Sistema Único de Saúde na Constituição brasileira. O Simpósio foi aberto pelo presidente da Câmara Federal, Flávio Marcílio:

> No momento que estamos vivendo, de tanta multiplicidade, o problema da saúde se coloca inegavelmente na primeira linha dos nossos empreendimentos. Não é apenas um problema que deva ser resolvido por uma equipe médica. Pode ser conduzido por essa equipe. Mas é,

sobretudo, um dos grandes problemas de política nacional. Através da saúde, podemos dar ao brasileiro maior projeção na sua individualidade e, consequentemente, na soma de produtividade do esforço que desempenha, através do seu trabalho. Por isso, ao declarar aberto este Simpósio, felicito o meu Colega José de Castro Coimbra, presidente da Comissão de Saúde, e o coordenador, deputado Ubaldo Dantas, pela feliz iniciativa tomada.[12]

O deputado José de Castro Coimbra agradeceu e rapidamente passou a palavra para o primeiro conferencista, o deputado Roberto Santos (1926-2021), uma figura que teria papel relevante no processo que levaria à criação do SUS. Baiano de Salvador, onde nasceu e faleceu, Santos diplomou-se em 1949 pela Faculdade de Medicina da Bahia, da qual tornou-se professor dois anos depois.

Após um longo período de estudos no exterior, tendo passado pelas universidades norte-americanas Cornell, Michigan e Harvard e pela britânica Cambridge, voltou ao Brasil e se tornou secretário da Saúde da Bahia. Entre outras funções, foi presidente da Associação Brasileira de Educação Médica (Abem) e, entre 15 de março de 1975 e 15 de março de 1979, governador da Bahia pela Arena, sucedendo a e sendo sucedido por Antônio Carlos Magalhães.

Foi poucos meses depois de sua saída do governo que participou, portanto, do Simpósio em Brasília. Entre 14 de fevereiro de 1986 e 23 de novembro de 1987, Roberto Santos foi ministro da Saúde, justamente quando a criação efetiva do SUS estava sendo discutida na Assembleia Nacional Constituinte. Certamente ele tinha na memória os acalorados debates ocorridos no 1º Simpósio sobre Política Nacional da Saúde, quando a ideia do SUS começava a tomar corpo. Roberto Santos evidenciou a grave situação sanitária da maioria da população brasileira, naquele momento em que o governo militar ainda alardeava um suposto "milagre econômico":

[12] Brasil, 1980.

Não há como desconhecer a grande expansão econômica brasileira ocorrida nos últimos doze anos, conforme exprime a maioria dos índices convencionalmente adotados para medi-la. Mas ninguém ignora as precaríssimas condições de saúde de vastíssimas parcelas da nossa população. Não são poucos os brasileiros, em áreas rurais, cuja atual condição de saúde é a mesma de gerações passadas. Contam-se aos milhões, nos campos e nos bairros pobres das cidades grandes e médias, aqueles cujo estado sanitário em pouco difere do verificado antes do recente surto de crescimento econômico. Apesar de haver aumentado, desde o Governo Geisel, a atenção atribuída à área social, ainda é grande o seu atraso para a população em geral, quando confrontada com a dinamização de aspectos vários do setor econômico.[13]

Santos continuou salientando a importância da participação da comunidade nas questões da saúde:

Nos vários níveis de assistência sanitária, qualquer que [seja] o esquema administrativo de âmbito nacional e regional, tem sempre fundamental importância o interesse da comunidade, o zelo, o empenho, o orgulho coletivo na manutenção da qualidade dos seus serviços. Onde há liderança comunitária sadia, esclarecida, sensível aos problemas da saúde, atenuam-se as dificuldades, por maiores que sejam, para a mobilização de recursos financeiros. E vice-versa: não faltam comunidades ricas onde os serviços são péssimos, pela falta de entendimento e de motivação das lideranças locais.[14]

O conferencista criticou o modelo histórico de cuidado da saúde no Brasil, que a seu ver resultara em algumas graves consequências, entre elas:

---

[13] *Idem*, p. 23.
[14] *Idem*.

(a) descaso total quanto ao saneamento dos bairros mais pobres das cidades grandes e médias, assim como no meio rural; as obras empreendidas quase se limitavam ao suficiente para atender aos bairros residenciais e comerciais de mais alto padrão; (b) atenção maior para a medicina curativa de caráter individual do que para os investimentos de cunho preventivo, visando à saúde coletiva; e (c) divisão clássica entre "pagantes" e "indigentes", ou seja, um quadro de completo desrespeito ao sentido de cidadania.[15]

Roberto Santos defendeu então mudanças substanciais, com o fortalecimento da regionalização e da municipalização da assistência à saúde, a valorização da atenção primária, a maior qualificação dos recursos humanos e a educação sanitária para a melhoria da imunização e da vigilância epidemiológica, entre outras ações.

Em seguida a Roberto Santos, foi convidado a comentar suas palavras o representante do Instituto de Medicina Social da Uerj, Hésio Cordeiro. Ele pediu então licença para colocar um pouco de pimenta e um pouco de molho na apresentação do professor Roberto Santos. Começaria dizendo que deveríamos buscar a relação e a complementaridade entre a política econômica e a política social do governo nos últimos 15 anos. Para ele, o professor Roberto Santos indicara, com muita propriedade, as ligações entre a economia e os problemas de saúde; propôs o sanitarista do Rio de Janeiro:

> Creio que nos últimos 15 anos o chamado *modelo de crescimento brasileiro* agravou uma série de desigualdades setoriais, regionais e sociais, com repercussões no nível de saúde da população. É preciso, portanto, ver nas políticas sociais um aspecto relativamente novo e recente no Brasil, em termos daquilo que tem sido apontado nos países capitalistas avançados como o fenômeno da *terciarização da economia*, o que significa que as políticas sociais, longe de manterem seu caráter redistributivo e

[15] *Idem*, p. 26.

igualitário, se transformam num importante instrumento de promoção da acumulação capitalista. Isso significa que as políticas sociais deveriam ser vistas ou deveriam ser compreendidas, quanto à sua função no período mais recente do desenvolvimento brasileiro, dentro desse âmbito.[16]

Hésio Cordeiro prosseguiu, criticando a limitação das medidas sociais tomadas pelo governo militar. E apontou sobretudo o fortalecimento do setor privado no âmbito da assistência à saúde:

> No campo da assistência médica propriamente dita, creio que as ambiguidades do Sistema Nacional de Saúde e da Lei do Sistema Nacional de Saúde, que não define, ou que deixa margem a interpretações, ao acaso, das relações entre setor público e privado, estão bastante presentes na experiência de todos aqueles que, como o professor Roberto Santos, estiveram mais recentemente na direção do setor público, principalmente ao nível das Secretarias de Saúde. Cabe indicar que nas relações entre o setor público e o privado quem leva vantagem é o privado. O público é desprestigiado. O médico do setor público é o médico mal remunerado, que tem piores condições de formação; é o, enfim, desprestigiado. E não é desprestigiado ao acaso. É desprestigiado no sentido de que a política social de atenção à saúde favorece o setor médico-hospitalar privado.[17]

Hésio Cordeiro continuou criticando o modelo de financiamento da assistência médica:

> Hoje, a assistência médica e o financiamento da assistência médica significam, antes de tudo, uma forma de contribuição do assalariado ao crescimento da empresa médica privada lucrativa. A captação de recursos para a Previdência Social baseada nos salários pagos (8% dos assalariados e 8% do empregador) favorece que sejam transferidos os encargos do empregador ao custo e ao preço do produto que será consumido por esse operário, o que significa que o assalariado paga duas vezes à Previdência

[16] *Idem*, p. 37.
[17] *Idem*.

Social. Em outros termos, significa que o financiamento da assistência médica, um dos importantes âmbitos da ação da Previdência Social, ocorre, antes de tudo, pelo ônus desse assalariado. E o ônus do assalariado, na realidade, se dirige ao crescimento do setor privado lucrativo.[18]

O sanitarista concluiu evidenciando a importância da participação social:

> Outro ponto que deveria merecer destaque e debate neste Simpósio, e que tem sido bastante controvertido, é a questão da participação da população nas decisões da saúde. Creio que nos últimos 15 anos a política privatizante, no campo da saúde e no campo das políticas sociais, teve seu germe no modo de funcionamento dos aparelhos estatais, na tecnocracia que se implantou de alguma forma para permitir a supressão do debate político. Creio que, neste momento, está em causa, está em questão o que significa o funcionamento desse aparelho tecnocrático e o que significam as formas de controle popular e democrático sobre as decisões da saúde. Esse ponto, creio, merece importante debate. Este Simpósio, a partir da intervenção do professor Roberto Santos, nos coloca em face de um desafio: no campo das políticas sociais, o que significa, hoje, a democratização? Se entendo que, nestes últimos 15 anos, as políticas sociais não tiveram caráter igualitário e redistributivo, e sim um caráter reconcentrado e desigual, coloco como grande questão o significado do debate que hoje se instaura – e no País – sobre democracia: qual o papel da saúde, qual o significado da saúde nesse âmbito? O que significará, para os partidos que aí estão, ou para os partidos que se reestruturarão, desenvolver uma política social e uma política de saúde coerente com seus objetivos? E mais, a mim me preocupa o que poderia significar, dado que esta política não atende aos interesses populares, nem atende aos do caráter igualitário esperado das políticas sociais, os rumos de uma política de oposição e de uma política alternativa para enfrentar os problemas apontados. Significaria, em outros termos, não exercer a

---

[18] *Idem*, p. 39.

política como a arte do possível, ou a política como a arte da conciliação, a política como arte, no caso da saúde, dessa convivência ambígua entre o setor público e o privado; significaria, como alguma vez disse Fernando Henrique Cardoso, a política como travessia, travessia no sentido de se lograr, pelo desenvolvimento, uma sociedade igualitária e, portanto, democrática, no seu âmbito econômico e social.[19]

Estava claro, pelas palavras de Hésio Cordeiro, como o movimento pela reforma sanitária condicionava a instalação de um novo modelo de saúde pública no Brasil à plena instauração da democracia. Esse era o tom da reforma sanitária.

Depois de Roberto Santos, o próximo conferencista do Simpósio foi Carlyle Macedo, consultor da Organização Pan-Americana da Saúde, o mesmo que dirigiu a assembleia de criação da Abrasco e que falou sobre "uma política de desenvolvimento de recursos humanos para a saúde". Era um tema caro à OMS, que tanto contribuiu para a formação de gerações de sanitaristas brasileiros e de todo o continente.

O consultor da Opas criticou as distorções em termos de recursos humanos na área da saúde no país, como fruto de um processo histórico brasileiro. Para ele, as distorções

ou características que definem essa situação de recursos humanos para a saúde no Brasil, hoje, nada mais são do que o resultado do processo histórico que determinou a situação dos serviços de saúde em nossa sociedade. Em outras palavras, diria eu, as características que apresentam os recursos humanos hoje, no Brasil, são o resultado necessário da forma pela qual se organizaram histórica e socialmente as práticas e a prestação de serviços neste País. Mas, poderíamos chamá-las, então, de *distorções*, porque o são apenas na medida que não respondem ao modelo que ideologicamente construímos. São naturais, ainda que indesejáveis.[20]

[19] *Idem, ibidem.*
[20] *Idem*, pp. 65-66.

Defendeu, então, uma profunda mudança na formação dos recursos humanos em saúde, o que na sua opinião dependeria da própria forma como o atendimento à saúde deveria ocorrer, de forma cidadã, não discriminando ninguém. Afirmou o consultor da Opas, enfatizando algumas linhas mestras do que depois viria a ser o SUS, como a importância do atendimento primário:

> Então, em primeiro lugar, para mim, uma política de desenvolvimento de recursos humanos para a saúde no Brasil, hoje, tem que ser uma proposta integrada de mudança. Mas, para ser uma proposta integrada de mudança na área de recursos humanos para a saúde, ela terá que ser, antes, uma proposta de mudança das práticas, e da prestação de serviços à população.[21]

O consultor da Opas continuou defendendo a sua visão de um novo modelo de atenção à saúde:

> Esse modelo de serviços de saúde tem que permitir cobertura universal, sem discriminação de nenhuma espécie, com ênfase nos serviços básicos e na atenção primária. Deve ser integrado quanto às suas funções e quanto aos seus níveis de atendimento. Mais saúde do que doenças, embora o binômio não deva ser quebrado. Tem que estar organizado por níveis de complexidade para o atendimento à saúde das pessoas, e, mais importante do que isso, organizado de forma democrática e participativa; não aquela participação que vê a população ou as comunidades, apenas, como instrumento para a realização das propostas decididas nos níveis técnicos, burocráticos ou administrativos. Mas a participação em que a população se torna sujeito do seu destino. E, ao exercitar este domínio sobre seu destino e sobre sua vida, exercita também o direito de decidir quanto à saúde – participação que significa democracia.[22]

---

[21] *Idem*, p. 66.
[22] *Idem*.

102 | A REFORMA SANITÁRIA E O ESBOÇO DO SUS

Estavam implícitas nas palavras de Carlyle de Macedo que uma nova estrutura de atendimento à saúde no Brasil dependia de mudanças no próprio sistema político, como Hésio Cordeiro já havia sinalizado. A atenção integral, cidadã, à saúde, apenas poderia ocorrer em um sistema democrático. Ele defendeu uma estreita ligação entre a formação acadêmica e a prática, no âmbito de uma nova política de formação de recursos humanos em saúde:

> Além disso, estamos convencidos de que, enquanto a [formação] dos trabalhadores da Saúde seja feita apenas no âmbito da escola, essa formação não nos garantirá as características desejadas, não apenas a aquisição de conhecimentos e o desenvolvimento de determinadas habilidades, mas, sobretudo, a crítica e uma consciência social que comprometa esse trabalhador com a população a que serve. Creio que, somente se essa formação e essa capacitação se derem no contexto social, em relação a práticas reais, é que se pode desenvolver esse tipo de consciência e essa capacidade crítica.[23]

O consultor da Opas também evidenciou a importância da participação das comunidades na atenção à saúde. Ele disse:

> a participação da população constitui recursos humanos de valor para a melhoria das condições de vida e de saúde em nossa sociedade. E nossa responsabilidade, numa política de recursos humanos, é propor os mecanismos e as formas através dos quais possamos transferir a essa população conhecimentos, e dotá-la de mecanismos sociais para essa utilização, porque somente à medida que instrumentalizamos essa população, para que ela possa pensar criticamente sua situação, é que estamos dando-lhe condições concretas para liberar-se dela.[24]

---

[23] *Idem*, p. 68.
[24] *Idem*, p. 70.

Ficou claro que o consultor da Opas estava propondo uma nova visão da saúde e da formação de seus profissionais no Brasil, contra uma medicina mercantilista e privatista que até então marcava a história da assistência médica no país. Suas palavras foram apoiadas por um dos comentadores, Nelson Rodrigues do Santos, professor da Faculdade de Medicina da Unicamp, conhecido como "Nelsão" no movimento da reforma sanitária e, depois, no processo de construção do SUS.

Rodrigues era professor da Faculdade de Medicina de Londrina, no Paraná, quando foi convidado – por sugestão de Sergio Arouca – por José Aristodemo Pinotti para trabalhar na Unicamp. Pinotti era o diretor da Faculdade de Medicina da Unicamp no período 1976-1980. Em entrevista posterior (de 2005), ao projeto *Memória e patrimônio da saúde pública no Brasil – a trajetória de Sergio Arouca*, da Universidade Federal do Estado do Rio de Janeiro (Unirio), relataria que chegou a ser convocado a depor no Comando da 2ª Seção de Campinas do Exército, para esclarecer sobre o ingresso de Rodrigues na Universidade. Contou Pinotti:

> Foi interessante porque eu fui chamado no fim de uma tarde, eu fiquei na antessala do general esperando até as dez horas da noite. O general não me recebeu, eu quis ir embora, não me deixaram. Tive que passar a noite nessa sala. Eu era o diretor da Faculdade de Medicina. Eu fiquei uma noite preso na antessala do general. No dia seguinte, o general não me recebeu e me liberou de noite. Ou seja, aquilo foi um aviso, mas foi uma coisa muito contundente.[25]

Pinotti completou dizendo que o próprio reitor, Zeferino Vaz, chegou a questioná-lo sobre o convite a Nelson Rodrigues dos Santos. Mas Pinotti "bancou" a permanência do novo professor na universidade.

[25] Programa de Pós-Graduação em Memória Social, 2005, p. 18.

"Bancado" por Pinotti, "Nelsão" afirmou então, no Simpósio de 1979 na Câmara dos Deputados:

> No setor saúde, como dentro do setor social, os recursos humanos se sobrepõem em papel determinante sobre os recursos materiais, principalmente nas ações básicas de saúde, excetuando somente as ações mais sofisticadas, onde talvez os recursos materiais possam ter algum papel mais determinante que os recursos humanos. Mas, maciçamente, o setor Saúde é definido no seu sucesso ou fracasso pela quantidade e pela qualidade dos seus recursos humanos.[26]

O então professor da Unicamp apontou em seguida algumas características que considerava relevantes para um profissional de saúde comprometido com a comunidade onde está inserido. Por exemplo, destacou:

> Esse profissional deverá assessorar-se da responsabilidade de discutir criticamente o seu próprio perfil profissional, o seu próprio desenvolvimento. Dentro da atual contingência, das atuais correlações de interesses e forças, esse profissional, frequente e facilmente, vai ser pressionado para o que podemos chamar de "curativismo" e "medicalização" dentro de uma sociedade "doentia" que demanda intensamente a medicina "curativista", dentro de um sistema de saúde preparado para dar quase somente esse tipo de resposta ao binômio saúde/doença.[27]

"Nelsão" sustentou ainda que o profissional de saúde atuando em nível local "deve estar intimamente ligado à comunidade, às suas lideranças e às suas organizações, exercendo, de um lado, educação e saúde, transferindo conhecimentos do binômio saúde/doença para a população, principalmente no que se refere à história natural das

---

[26] Brasil, 1980, p. 79.
[27] Idem, p. 80.

doenças que mais afligem essa população; e, do outro lado, recebendo dessa população o saber popular, os conhecimentos populares e a noção mais realista, mais autêntica, das reais prioridades e necessidades desta população". Outra característica almejada para os profissionais de saúde, na opinião do docente da Unicamp, era a de que eles deveriam ser "mais agentes da comunidade no seio das instituições, do que o contrário – agentes da instituição no seio da comunidade".

As palavras de Nelson Rodrigues dos Santos deixaram evidente a necessidade de outro olhar na formação do profissional de saúde. Ele também defendeu a participação popular nas ações de saúde, corroborando as palavras do consultor da OMS, mas com algumas condições:

> A população somente poderá, efetivamente, participar disso e pressionar a estrutura do serviço de saúde, na medida em que: a) identifique as suas necessidades e prioridades com uma consciência ampla e correta dos seus direitos, inclusive os além do setor Saúde; e b) por parte dessa estrutura de serviço de saúde, houver um mínimo de flexibilidade e permeabilidade a essa pressão da população.[28]

Estava evidente nos comentários de Nelson Rodrigues dos Santos a defesa de uma saúde pública de forte base popular, comunitária. Exatamente como aquela que naquele momento estava sendo praticada em Campinas, com a participação direta da Unicamp, assim como em outras cidades brasileiras, como veremos a seguir.

Uma terceira conferência no histórico Simpósio de 1979 foi pronunciada por Mozart de Abreu e Silva, secretário executivo-adjunto do Centro Nacional de Recursos Humanos. Ele falou sobre "Descentralização e regionalização das atividades de saúde". Na

---

[28] *Idem*, p. 82.

conferência, criticou a estrutura centralizada, hierárquica, da atenção à saúde no Brasil e defendeu a descentralização e a regionalização. Disse o conferencista:

A descentralização representa uma tendência contemporânea no sentido de simplificar a estruturação burocrática das organizações de larga escala. O seu objetivo estratégico é o de aproximar o processo de tomada de decisão dos locais onde as coisas são produzidas, daí muitas vezes ser encarada como dispersão geográfica da administração. A regionalização, em termos amplos, tem sido empregada como forma de descentralizar, mediante o ordenamento e a organização dos serviços de uma determinada área territorial, à qual se proporcionam os mecanismos para o exercício da autonomia administrativa. No setor Saúde, em particular, o sentido da regionalização tem sido o de proporcionar a organização racional de diferentes serviços, através da coordenação de unidades operativas e atividades num sistema de complexidade crescente e interdependente, a partir da atenção primária de saúde. A regionalização, como princípio aplicado ao setor Saúde, repousa na ideia geratriz de que um sistema de saúde deveria estar organizado em níveis, desde a periferia até os centros de influência e referência político-econômico-cultural, tendo como determinante a articulação funcional entre os vários níveis, de modo que se atenda tanto à imperiosidade da racionalidade econômica como às necessidades fundamentais da coletividade. O desenvolvimento das atividades do setor Saúde, em bases objetivas, exige seu equacionamento em estreita vinculação com as condições econômicas e sociais. As desigualdades na distribuição pessoal e regional da renda implicam, necessariamente, a distribuição desigual dos serviços de assistência médica, que somente poderão ser compensados mediante a interferência direta do Estado.[29]

Em síntese, um pensamento que reforçava a ideia de municipalização que deu a tônica da 3ª Conferência Nacional de Saúde e que seria um dos eixos fundamentais da estruturação do SUS.

---

[29] *Idem*, p. 120.

Mais uma conferência no Simpósio foi a de Paul Israel Singer, economista sênior do Centro Brasileiro de Análise e Planejamento. Ele discorreu sobre "A discussão da estatização e privatização dos serviços de saúde".

Ele lembrou que historicamente o acesso à saúde era privilégio de uma minoria da população brasileira. E que a produção de medicamentos era até então inteiramente privada:

> No passado, os serviços de saúde assistenciais, os serviços de saúde individualizados, curativos, eram na verdade, privilégios de uma pequena minoria da população. Não sei em que porcentagem seria, mas não creio que fosse muito além de 10%. Eram [para] as pessoas que podiam pagar médico particular, hospital privado e comprar no mercado o serviço de saúde. A grande maioria da população não tinha acesso [aos serviços], dinheiro nem tampouco necessidade – no sentido de reconhecer na medicina universitária, medicina científica, adequação às suas necessidades. A grande maioria mais pobre do povo brasileiro se socorria, como ainda se socorre, eu diria em grande medida, da chamada *medicina popular*, a medicina de cunho religioso em geral, que desempenha no País um papel deveras importante. Havia ao lado dessa, vamos dizer, minoria privilegiada e com acesso econômico à medicina científica e da grande maioria que usava e usa ainda em grande medida a medicina popular, duas outras formas que eram, de um lado, a medicina filantrópica, as entidades, sejam privadas, mas não de cunho lucrativo, em que eles pensavam que há um certo volume de serviços de saúde, vamos dizer, de cunho científico, geralmente para pessoas destituídas de recursos, as Santas Casas e assim por diante, e havia ainda um número limitado, assaz limitado, isso é importante, de recursos da Previdência Social. Além disso, cabe referir o fato – mas não vou entrar nisso agora, a não ser que no debate eu seja provocado – o fato de que há um grande setor industrial de saúde, ou seja, a fabricação de remédios e a fabricação de equipamentos médicos, que é inteiramente privada.[30]

---

[30] *Idem*, p. 155.

Paul Singer foi mais um, então, a criticar a privatização de grande parte do atendimento à saúde no Brasil, que deixava a maioria da população sem acesso a serviços de qualidade. O Simpósio em Brasília teve ao seu final a participação de Sergio Arouca, que leu o documento "A questão democrática na área da saúde", produzido, como citado, no Instituto de Medicina Social e que sintetizava as ideias do movimento pela reforma sanitária e criava um mantra, uma ideia catalisadora, a de criação e estruturação do Sistema Nacional de Saúde, em bases efetivamente cidadãs e democráticas.

O 1º Simpósio sobre Política Nacional de Saúde teve, dessa maneira, uma enorme importância para a trajetória que levaria ao SUS. No palco do Congresso Nacional, onde a Assembleia Nacional Constituinte iria definir a instituição do Sistema Nacional de Saúde, as ideias motoras do movimento pela reforma sanitária foram defendidas de forma aberta, clara, sem duplas interpretações. E com a participação de alguns dos expoentes do movimento pela reforma sanitária e de defesa do SUS, como Hésio Cordeiro, Sergio Arouca e Nelson Rodrigues dos Santos. A ideia do SUS estava amadurecendo cada vez mais, pelo acúmulo de debates e reflexões, e com a contribuição de múltiplos atores.

V
EXPERIÊNCIAS LOCAIS PIONEIRAS

Profissionais e gestores de saúde de todo o Brasil estiveram no histórico 1º Simpósio sobre Política Nacional de Saúde, em Brasília. Entre eles, alguns protagonistas de ações que já apontavam, em alguns locais do país, para o que seria o espírito do SUS, no sentido de municipalização das ações de saúde e grande participação das respectivas comunidades.

Essas experiências pioneiras foram, de fato, sementes do Sistema Único de Saúde, geralmente envolvendo o poder público municipal e a faculdade de medicina local. Foram os casos específicos das experiências de Campinas (SP), Londrina (PR) e Niterói (RJ), mas também de uma ação importante em Montes Claros (MG).

A experiência de Campinas, com a participação da Unicamp

A delegação de Campinas foi uma das mais numerosas no Simpósio em Brasília. Estavam presentes o secretário municipal de Saúde, Sebastião de Moraes; os professores da Faculdade de Medicina da Unicamp: Antônio de Azevedo Barros Filho, Everardo Duarte Nunes e Lea Delba Peixoto Bevilacqua; os estudantes da mesma Faculdade: Eduardo Mello de Capitani, Francisco Xavier Cenjor e

Henrique Penna Medina, e o professor da PUC-Campinas José Maria Marlet Pareta. Também participou Gastão Wagner de Souza Campos, futuro secretário da Saúde de Campinas, que representou no evento o Sindicato dos Médicos de São Paulo. E, claro, Sergio Arouca, que não estava mais na Unicamp, mas foi o grande artífice da experiência de saúde comunitária em Campinas.

Uma experiência que foi possível em grande parte por dois fatores: (1) a trajetória local de combate às epidemias desde a fundação da cidade, em especial à febre amarela, no final do século XIX, como vimos, e (2) a própria história da Faculdade de Medicina da Unicamp de forma geral, que nasceu muito ligada à comunidade.

O movimento que resultou na criação da Unicamp teve início na segunda metade da década de 1940, com uma série de artigos no *Diário do Povo* assinados pelo jornalista Luso Ventura, defendendo que Campinas já demandava sua própria faculdade de medicina. Com o apoio da Sociedade de Medicina e Cirurgia de Campinas, a campanha alcançou grandes proporções e tomou dimensão ainda maior quando assumida pelo Conselho das Entidades de Campinas, um fórum que abrangia as principais organizações da sociedade civil local.

Sob a liderança de Ruy Rodriguez, presidente da Associação Comercial e Industrial de Campinas (Acic), o Conselho foi fundamental em articulações que resultaram em grandes inovações, como a criação da Federação das Entidades Assistenciais de Campinas (Feac), que até hoje pratica um modelo único na área da ação social. O idealizador da Feac foi o engenheiro Eduardo de Barros Pimentel, um dos presidentes do Conselho de Entidades e da comissão constituída pelo fórum pela criação da faculdade de medicina.

De modo paradoxal, uma das vozes mais críticas em relação à demanda de criação da faculdade de medicina em Campinas era a do primeiro diretor da faculdade de medicina em Ribeirão Preto, Zeferino Vaz. Sustentando que Campinas estava muito próxima de

São Paulo, Zeferino defendia que uma nova faculdade de medicina no interior deveria ser estabelecida em Botucatu, equidistante de Ribeirão Preto e São Paulo.

Entretanto, em 1963 o governo estadual autorizou o início do funcionamento da Faculdade de Medicina de Campinas, como primeira unidade da Universidade Estadual de Campinas, criada pela lei estadual n. 7.655, de 28 de dezembro de 1962, com sanção dada pelo governador Carlos Alberto Carvalho Pinto.

Uma Comissão Organizadora, composta curiosamente de Zeferino Vaz (presidente), Paulo Gomes Romeo e o oftalmologista Antônio Augusto de Almeida, foi instituída a 11 de setembro de 1965 pelo Conselho Estadual de Educação para instalar a nova Universidade. Almeida seria o primeiro diretor da Faculdade de Medicina da Unicamp, que teve o fisiologista Cantídio de Moura Campos como primeiro reitor.

A data considerada oficialmente como a de fundação da Unicamp é 5 de outubro de 1966, quando foi lançada a pedra fundamental da Universidade, na gleba de 30 alqueires no distrito de Barão Geraldo, doada por João Adhemar de Almeida Prado.

Nos primeiros tempos, a Unicamp funcionou de forma precária no antigo casarão de Bento Quirino, na rua Culto à Ciência, e em prédios da Maternidade de Campinas e, depois, na Santa Casa de Misericórdia. A Faculdade de Medicina da Unicamp, que se destacaria no processo que resultaria na criação e na estruturação do SUS, teve seus primeiros passos, portanto, em instituição que representava o antigo modelo filantrópico de assistência à saúde.

Zeferino Vaz seria o terceiro reitor da Unicamp, depois de Cantídio de Moura Campos e Mário Degni. Como se sabe, a habilidade política de Zeferino foi fundamental para que a nova universidade logo se projetasse como uma das mais abertas do país, tendo recebido como professores muitos nomes que haviam sido perseguidos pelos governos militares em vigor na época na América Latina. O mesmo

Zeferino que participou do Seminário da Opas em Viña del Mar trouxe para a Unicamp profissionais que atuavam em Ribeirão Preto, especificamente Sergio Arouca e Ana Maria Tambelini Arouca, que foram ativos em uma das experiências locais considerada semente do futuro SUS.

Trouxe também Miguel Tobar Acosta, fundador do Departamento de Medicina Preventiva e Social da Faculdade de Medicina, já em 1965. Nos momentos inaugurais, figuravam no currículo do Departamento temas típicos do ensino tradicional de higiene, como educação sexual e medicina construtiva, ao mesmo tempo que os conteúdos do modelo de medicina preventiva que vinham sendo difundidos pela Opas, como nos casos da clínica de família e das ciências sociais aplicadas à medicina.

Foi no escopo dessas duas últimas disciplinas que teve início no Jardim das Oliveiras, em Campinas, um projeto de ensino comunitário e assistência. Era a inserção do aluno da comunidade, como já defendiam alguns teóricos.

O trabalho comunitário foi ampliado com a chegada de Sergio Arouca e Ana Maria Tambelini Arouca ao Departamento, entre outros pesquisadores. No início da década de 1970, o Departamento passou a dirigir um trabalho no Centro de Saúde–Escola Paulínia, na cidade de Paulínia, vizinha a Campinas. O Centro de Saúde–Escola representou o aprofundamento dos esforços por uma medicina comunitária.

Foi então estruturado o Laboratório de Ensino de Medicina Comunitária (Lemc), que, sob a coordenação de Sergio Arouca, intensificou a participação dos alunos em projetos nos bairros Parque Brasília, Vila Costa e Silva e Vila Rica, todos de alta concentração de famílias de baixa renda, em grande parte integrantes do gigantesco êxodo rural estimulado pelo governo militar nas décadas de 1960 e 1970. O Lemc tinha o apoio da Opas e da Fundação Kellogg, entre outras organizações.

Enquanto atuava na Unicamp, Arouca fazia cursos em São Paulo, onde teve muito contato, entre outros, com Walter Leser, o secretário estadual de Saúde que implantou um curso rápido para sanitaristas. Também no período, Arouca foi membro do Comitê Assessor de Investigações para a América Latina da Opas, trabalhando em países como México, Estados Unidos e Colômbia (1972) e Peru, Honduras e Costa Rica (1973). Nesse momento intensificou relações com Juan César Garcia, que manteria fortes vínculos com o Departamento de Medicina Preventiva da Unicamp, como vimos.

Campinas foi de fato uma das cidades que mais cresceu no país no período, sendo então um microcosmo perfeito para o que ocorria no Brasil. Em 1960, a cidade tinha 220 mil habitantes, e dez anos depois já eram 375 mil, subindo para 665 mil em 1980. O triplo de população em duas décadas. A maior parte desses novos moradores se estabeleceu em favelas e bairros populares de precária infraestrutura. A população favelada cresceu em 15% ao ano em Campinas na década de 1970, contra 5,86% da população em geral no Brasil – e a população da cidade já tinha um crescimento superior à média nacional.

"Nesse processo, as prefeituras municipais dessas cidades tiveram que iniciar ou aprimorar serviços locais de atendimento à saúde, diante de tamanha demanda. Foi o início da municipalização da saúde", nota Nelson Rodrigues dos Santos, o "Nelsão", ele mesmo uma testemunha e um protagonista do que aconteceu em Campinas. Ele se estabeleceria na cidade na segunda metade da década de 1970, como docente da Unicamp, e, a partir de 1978, coordenador do Centro de Saúde–Escola de Paulínia.

Entre 1975 e 1976, houve uma grande polêmica com tentativas de intervenção da reitoria no Lemc, e Sergio Arouca e outros pesquisadores acabaram deixando o Departamento de Medicina Preventiva e Social. Em 1975, como já informado, Campinas sediou a 2ª Sesac. Havia uma nítida radicalização no movimento estudantil

114 | EXPERIÊNCIAS LOCAIS PIONEIRAS

por reformas democráticas em larga escala, incluindo reformas no ensino e na prática da medicina.

Zeferino Vaz não recebeu com grande simpatia, igualmente, a tese de doutorado de Sergio Arouca, "O dilema preventivista", defendida no mesmo ano de 1975. De acordo com o "Relatório de atividades – Sergio Arouca – 1967-1975", do projeto *Memória e patrimônio da saúde pública no Brasil: a trajetória de Sergio Arouca*, de 2005, coordenado pelo Programa de Pós-Graduação em Memória Social (PPGMS) da Unirio – Universidade Federal do Estado do Rio de Janeiro:

> Arouca defendeu a tese de que a Medicina Preventiva era a primeira tentativa de resposta no campo da Medicina a um contexto de crise mundial no entreguerras e ao acúmulo de questionamentos e críticas no campo médico. Era, no entanto, uma leitura liberal e civil, crítica ao estatismo que começava a surgir como alternativa também naquele campo. Nos EUA, país onde [o preventivismo] mais se desenvolveu no período (e de onde foi "exportado" para a América Latina após a Segunda Guerra Mundial), teria assumido a caracterização de "movimento ideológico que tinha como projeto a mudança da prática médica através de um profissional médico que fosse imbuído de uma nova atitude formada nas Faculdades de Medicina [...], [uma resposta ao] crescente custo da atenção médica nos Estados Unidos e uma proposta alternativa à intervenção estatal, mantendo a organização liberal da prática médica e o poder médico".[1] Aí estava a insuficiência da Medicina Preventiva, que se mostrava ainda mais problemática no contexto brasileiro. A tese era a afirmação de Arouca da [cada vez mais notada pelos então "militantes" do preventivismo no país] incapacidade do ideário preventivista em resolver os problemas da saúde pública, porque não atacava o cerne da questão (o poder médico e a individualização e financeirização da saúde). Não questionava as estruturas sociais das quais derivavam os problemas do campo médico.[2]

[1] Arouca, 2003.
[2] Programa de Pós-Graduação em Memória Social, 2005.

Em suma, "o movimento preventivista [...] possui uma baixa densidade política ao não realizar modificações nas relações sociais concretas e uma alta densidade ideológica ao constituir, através do seu discurso, uma construção teórico-ideológica daquelas relações".[3] Voltando às considerações do relatório:

> A viabilidade daquele projeto no interior do modo capitalista de produção tendia a zero, e deveriam ser propostas alternativas a ele, que passavam pelo questionamento das estruturas sociais desiguais e pela superação do preventivismo – útil até certo ponto (especialmente pelo seu papel na configuração de um campo crítico no interior da Medicina), mas insuficiente.[4]

Arouca,[5] nos anos seguintes, caminharia em direção à "saúde coletiva" e pública e à luta pela democratização da medicina (com "pitadas" de estatização). O sanitarista acabaria indo para a Fiocruz, onde fortaleceria a Escola Nacional de Saúde Pública e, depois, chegaria à presidência da Fundação. Foi fundamental, como vimos, o seu papel em todo o movimento pela reforma sanitária, como também ocorreria durante a Assembleia Nacional Constituinte, quando foi efetivamente criado o SUS.

Mesmo com a saída de Arouca, o trabalho de inserção comunitária continuava e foi valorizado com a eleição do deputado Francisco Amaral à Prefeitura de Campinas, em 1976. Chico Amaral era integrante do chamado Grupo Autêntico do Movimento Democrático Brasileiro (MDB) e nomeou para a Secretaria de Saúde o médico Sebastião de Moraes, que imprimiria um grande ritmo à pasta.

O grupo de estudantes e professores que tinha relações com o Lemc acabou apoiando a candidatura de Amaral, com a condição

---

[3] Arouca, 2003.
[4] Programa de Pós-Graduação em Memória Social, 2005.
[5] Arouca, 2003.

de que o seu governo daria continuidade aos projetos de medicina comunitária. Foi o que ocorreu na prática, conforme disse a então estudante e depois médica Carmen Lavras, em depoimento para a publicação *Movimento sanitário brasileiro na década de 70: a participação das universidades e dos municípios*, lançada em 2007 pelo Conasems:

> Quando Francisco Amaral, candidato do MDB, fazia sua campanha para a eleição de 1976, apoiamos sua candidatura, com o compromisso de que fosse instalada uma unidade de saúde num prédio, vago na época, construído pelo Projeto Cura. A unidade iria funcionar baseada no trabalho de medicina comunitária que vínhamos desenvolvendo em vários bairros de Campinas, naquela altura de forma clandestina, pois a Unicamp havia nos colocado para fora do Lemc. Com a vitória de Francisco Amaral e a escolha de Sebastião de Moraes para o cargo de secretário de Saúde, apresentamos então a Sebastião nosso projeto para o Jardim Conceição. O projeto foi aceito. Na semana seguinte, já estávamos trabalhando no gabinete dele e iniciando as ações do projeto. Foi apresentado também ao secretário, por profissionais oriundos da Unicamp, um outro projeto para a saúde, centrado num modelo mais clássico de atendimento materno-infantil. Esse projeto também foi aceito. Assim, no início da gestão, foram inaugurados, num mesmo dia, dois postos de saúde: um, no Jardim Conceição, organizado de acordo com o modelo de medicina comunitária; o outro, em Aparecidinha, que se estruturou segundo o modelo materno-infantil de atendimento. Entretanto, na gestão da Secretaria Municipal de Saúde, prevaleceu o projeto de medicina comunitária. Nós, além de oferecermos à população um atendimento integral, fazíamos um trabalho de alfabetização pelo método Paulo Freire, trabalhávamos com farmácia popular e organizávamos a população contra a ditadura. Foi essa lógica dos projetos do Lemc que se reproduziu no trabalho da Secretaria Municipal de Saúde.[6]

[6]   Conasems, 2007, p. 66.

O trabalho foi então intensificado, com a estruturação inicialmente de três centros de saúde, geralmente em imóveis alugados nos bairros periféricos. Na mesma publicação do Conasems, o médico Antonio da Cruz Garcia, diretor de Saúde da Secretaria Municipal de Saúde de Campinas na gestão de Sebastião de Moraes, declarou:

Um procedimento importante que sempre antecedia à implantação dos centros de saúde era que o secretário identificava, através dos líderes ou associações de moradores dos bairros, os locais onde deveriam ser instalados os centros. Tínhamos reuniões com a população local antes da implantação dos postos. Considero as discussões, que ocorriam nessas reuniões, como muito mais importantes que a própria presença dos postos de saúde, porque discutíamos, de forma ampla, a questão da saúde. Mostrávamos que o posto de saúde poderia beneficiar a população em termos de melhoria das suas condições de vida. O processo de discussão era muito rico. Utilizávamos uma dramatização, da qual todos participavam, que era baseada numa peça de teatro chamada *A receita* [peça de Jorge Andrade, na época vetada pela censura], proibida nos anos 70. Por meio dessa dramatização, levantávamos toda a problemática da saúde, a questão da alimentação, a questão do saneamento básico, a questão do trabalho, a questão da moradia e do transporte. Tudo isso era discutido com muita profundidade. A população tinha uma capacidade muito grande de discutir e compreender. Para nós, a questão central era até onde o centro de saúde poderia melhorar as condições de vida da população, sendo um gerador de discussão. Os centros de saúde foram implantados como um espaço gerador de discussão.[7]

Um momento de reflexão na equipe envolvida foi deflagrado quando estavam funcionando oito centros de saúde, em pouco tempo de trabalho. Os participantes se indagavam se não estavam indo com muita pressa. Mas o secretário Sebastião de Moraes defendeu e apoiou a continuidade das ações com a mesma dinâmica observada até então.

[7] *Idem*, p. 67.

Já estavam funcionando no início de 1978 os Postos Comunitários de Saúde (PCS) nestes locais: Jardim Conceição, Nova Aparecida, Vila Rica, Orosimbo Maia, Vila Ypê, Vila Costa e Silva, Jardim Santa Mônica, Vila Perseu Leite de Barros, Sousas, Joaquim Egídio, Barão Geraldo, Sede da Administração Regional Sete, Sede da Administração Regional Nove e Ambulatório da Sanasa. Em julho do mesmo ano, foram estruturados os postos dos bairros São Quirino, Boa Vista, Figueira, Vila Esmeraldina, Yêda e Aeroporto.

Foram mais de 30 centros de saúde em vários bairros de Campinas, abertos ao longo de todo o governo de Chico Amaral, que acabou durando seis anos, até 1982, em função das medidas do "Pacote de Abril" do presidente Ernesto Geisel. Era na prática o desenho de uma rede municipal de atenção primária à saúde, nos moldes preconizados pelos futuros idealizadores e criadores do SUS. Na periferia de Campinas germinavam as sementes do SUS, o que também ocorreu em outras partes do país.

O trabalho de Campinas ecoou em nível nacional. Em 1978, entre 17 e 20 de maio, a cidade foi a sede natural do 1º Encontro Municipal do Setor Saúde. Estudantes e profissionais de vários estados e 61 municípios participaram. Mais um passo no grande movimento da reforma sanitária que resultaria no SUS.

Em outubro de 1979, Sebastião de Moraes foi um dos participantes do 1º Simpósio sobre Política Nacional de Saúde, promovido pela Comissão de Saúde da Câmara dos Deputados. O movimento pela reforma sanitária estava no auge, reforçado com as experiências locais de saúde comunitária.

A experiência de Niterói, também em parceria com a Universidade

Também esteve no Simpósio em Brasília o secretário municipal de Saúde e Promoção Social de Niterói (RJ), Hugo Coelho Barbosa Tomassini. Era outro município com consistente experiência de medicina comunitária em curso.

Como aconteceu em Campinas, um candidato do MDB, Moreira Franco, que depois seria governador do estado, venceu as eleições municipais em Niterói em 1976 e nomeou Tomassini como secretário da Saúde. Ele, por sua vez, levou para compor sua equipe membros do Projeto Saúde Comunitária, que estava em desenvolvimento pelo Departamento de Medicina Preventiva da Faculdade de Medicina da Universidade Federal Fluminense.

Na ocasião, a Secretaria da Saúde de Niterói tinha o apelido nada simpático de "Secretaria da Morte", pois também administrava o cemitério e o serviço funerário local. Como o próprio Tomassini explicou, na mesma publicação do Conasems, sobre o trabalho que já fazia na UFF e que seria fortalecido com a sua ida para a Secretaria da Saúde:

> A minha atividade como professor da UFF baseou-se, fundamentalmente, no trabalho desenvolvido junto a uma área de população favelada chamada Vila Ipiranga, financiado pelo Pidas75 e apoiado pela Fundação Kellogg. Era uma iniciativa do Departamento de Saúde da Comunidade, realizada em conjunto com a associação de moradores da Vila Ipiranga, e funcionava numa unidade da Fundação Leão XIII, que pertencia ao Governo do Estado. Eu levava os alunos para trabalhar nessa unidade de saúde da Vila. Trabalhávamos com uma equipe de assistentes sociais, psicólogos, enfermeiros, diferentes profissionais. Os alunos tiveram uma recepção muito boa a esse trabalho, gostavam muito disso. Gilson [O'Dwyer] foi um dos alunos nessa época, trabalhador na Vila Ipiranga. Essa experiência eu pude levar para a Secretaria. Naquele trabalho

atuavam pessoas de várias correntes ideológicas. Tinha o pessoal da AP [Ação Popular], o pessoal do PC [Partido Comunista], o pessoal do PC do B [Partido Comunista do Brasil]. Eu conseguia juntar diversas correntes ali. O grupo era extremamente diversificado e os alunos sentiam essa diversificação, essa pluralidade muito grande.[8]

Logo no início da sua gestão, Tomassini promoveu um diagnóstico da saúde de Niterói, realizado em parceria com as associações de moradores. O diagnóstico subsidiou o Plano de Ações de Saúde (1977-1980), fundamentado nos princípios da medicina comunitária. Explicou o ex-secretário, na publicação citada:

O Plano se caracterizava, fundamentalmente, pela implantação de uma rede básica de saúde em toda a cidade, especialmente na periferia do município, constituída por dezesseis unidades de saúde. Na elaboração do Plano, os princípios que adotamos foram a hierarquização e a regionalização, de acordo com as discussões da época acerca da questão da democratização do setor saúde. O modelo de atenção à saúde foi o da medicina integral. Naquele momento, discutíamos muito a lei n. 6.229, porque ela chegava ao absurdo de querer entregar ao município a questão da emergência, sem nenhuma noção do que fosse emergência. Nossa rede foi formada por unidades de atenção primária à saúde. Montamos dezesseis unidades, paulatinamente, cobrindo todo o município de Niterói. E elaboramos um plano para o financiamento da construção dessas unidades, através do FAS [Fundo de Apoio à Assistência Social, criado em 1978 pelo governo militar]. Brigamos muito com o FAS, porque era a época dos hospitais, e a prioridade do Fundo não era o setor público. Denunciamos isso, o que nos trouxe muitas dificuldades na implantação das unidades. Em várias unidades tivemos que entrar com recursos próprios.[9]

---

[8] *Idem*, p. 82.
[9] *Idem*, p. 84.

A criação de uma rede de atenção primária foi, assim, um destaque durante a gestão de Tomassini na Secretaria de Saúde de Niterói, experiência também considerada no rol das "sementes do SUS". Em 1979, a experiência foi abortada, com a adesão de Moreira Franco ao PDS e a demissão de vários secretários municipais progressistas, inclusive o titular da Saúde.

A experiência em Londrina

Outra experiência importante no período foi conduzida em Londrina (PR). Já existia um esboço de rede municipal de atenção primária à saúde no município, que foi ampliada e fortalecida durante a gestão do médico Márcio José de Almeida na Secretaria Municipal de Saúde, nomeado pelo prefeito Antônio Belinati, também eleito em 1976 pelo MDB. A rede de atenção primária tinha sido iniciada como fruto do trabalho de parceria entre a Prefeitura Municipal e a Universidade Estadual de Londrina (UEL), através do Hospital Universitário e do Departamento de Saúde Comunitária.

Márcio José de Almeida tinha participado do curso de mestrado em Medicina Social no Instituto de Medicina Social da Universidade Estadual do Rio de Janeiro. Regressando a Londrina, teve a oportunidade de colocar em prática muitas das ideias que vivenciou em aulas com Hésio Cordeiro e outros. Na mesma publicação citada do Conasems, Almeida explicou como foi o início do trabalho, como resultado de um programa de governo cuja formulação teve a participação do mesmo Nelson Rodrigues dos Santos, o mencionado "Nelsão", então professor na UEL e que depois se radicaria em Campinas:

> O primeiro determinante foi a participação do grupo médico liderado pelo Nelsão, pelo Darli (Antônio Soares) e pelo ex-prefeito da cidade,

todos vinculados ao MDB, na campanha eleitoral em 1976, na disputa entre MDB e Arena. Eles conseguiram inserir na plataforma do candidato a prefeito Antônio Belinati o compromisso de instalar postos de saúde nos bairros urbanos da cidade e na zona rural. Assim, com a vitória do MDB, havia uma plataforma que precisava ser executada. O segundo foi o fato de esse grupo ter tido prestígio para apresentar nomes para formar o secretariado do prefeito que ganhou a eleição de 1976, e indicaram meu nome. O terceiro determinante é que não tinha gente interessada no cargo, naquela época. Eu fui o último nome a ser escolhido. A última Secretaria a ser preenchida foi a Saúde.[10]

Almeida continua seu depoimento à publicação, explicando a sua formação teórica:

Minha formação teórica no campo da saúde comunitária iniciou-se com o Nelson e o Darli, no Departamento de Saúde Comunitária, que fazia reuniões bibliográficas semanais com a participação dos alunos. Eu participava das discussões sobre as concepções da medicina comunitária no Departamento, que era o espaço de formação política que os docentes da UEL tinham na época. Discutíamos questões teóricas ligadas à saúde comunitária e à atenção primária à saúde, conteúdos que ficavam fora da grade curricular. Mas o curso, desde o início, tinha preocupações sociais, tinha um projeto inovador e atuava nos serviços de saúde de Londrina. Não foi à toa que quem estruturou o Departamento de Parasitologia tenha sido o Samuel Pessoa, junto com outros convidados de São Paulo. O pessoal da Cirurgia que tinha sido perseguido dentro da USP também foi pra lá; o Nilton Freire Maia, pesquisador famoso, que também foi perseguido, foi pra lá; quer dizer, havia uma administração na Universidade que começava, que era liberal, aberta, e isso propiciava a formação integral do médico. Nós, enquanto estudantes, participávamos também das reuniões da preventiva que ocorriam em São Paulo. O Nelsão, o Darli e o Guilherme levavam os estudantes interessados para os

---

[10] *Idem*, p. 74.

eventos que aconteciam lá. Na UEL, os fóruns de discussão do movimento estudantil na área da saúde aconteciam credenciando a cidade para sediar uma das Semanas de Estudos sobre Saúde Comunitária (Sesac) realizadas em 1977 e 1978. [Antes disso,] Ao me formar, em 1973, decidi buscar uma especialização nesse campo.[11]

Tomando posse na Secretaria, Almeida intensificou as relações com a UEL e com a comunidade. Disse o ex-secretário na mesma publicação:

Desde 1970/71, o Departamento de Saúde Comunitária da UEL já estava estruturando unidades básicas de saúde no município, como campo de estágio para os alunos da graduação. Eu, como estudante, participei da montagem dos postos de saúde nos bairros, na zona rural, junto com o Nelsão, o Darli. O modelo adotado era o da atenção primária, com uma equipe de saúde desenvolvendo ações de promoção, prevenção e recuperação da saúde. Na minha gestão na Secretaria, a participação da Universidade foi intensa. Sem o envolvimento direto dos professores da Enfermagem, da Medicina, e dos estudantes, dos médicos residentes, das habilitantes de enfermagem, não teríamos montado a rede municipal. Foi um trabalho conjunto, um projeto construído coletivamente. Nós fazíamos reuniões regulares na Secretaria nos moldes das reuniões bibliográficas semanais, do meu tempo de estudante. Nós juntamos as duas equipes: a dos professores da Universidade e nós que estávamos começando na Prefeitura. Toda semana nós fazíamos reuniões para definir as estratégicas da formação dos auxiliares e planejar os cursos de formação. Os primeiros profissionais contratados eram ex-[...]residentes [de medicina] e habilitantes de enfermagem do Departamento de Saúde Comunitária da UEL e os recém-formados na linha da medicina integral. Sem a participação da Universidade, não teria jeito de implantar um projeto inovador, seria algo tradicional, repetindo o Inamps.[12]

[11] *Idem*, p. 75.
[12] *Idem*, p. 76.

E assim foi ampliada e fortalecida a rede de atenção primária também em Londrina, como outra "semente do SUS". Em 1978, Almeida esteve em Campinas, com Hugo Tomassini, de Niterói, e outros secretários municipais de saúde, no 1º Encontro Municipal do Setor Saúde, recepcionado pelo secretário Sebastião de Moraes. O Encontro foi articulado por Sergio Arouca e lançou as bases de uma rede de municípios na área de saúde, embrião do futuro Conasems, criado com intensa participação de "Nelsão".

Quando Márcio Almeida deixou o cargo, Londrina contava com 15 unidades básicas de saúde na cidade e na zona rural.

A EXPERIÊNCIA DE MONTES CLAROS

Uma quarta experiência local de saúde comunitária relevante na década de 1970 foi implementada em Montes Claros, norte de Minas Gerais. Foi uma experiência com características particulares, diferenciadas em relação às anteriores.

A trajetória começou com a criação em 1971 do Instituto de Preparo e Pesquisa para o Desenvolvimento da Assistência Sanitária da Área Rural (Ippedasar), fundado por um pastor norte-americano, Leslie Charles Scofield, da Igreja Adventista do Sétimo Dia. O pastor visava originalmente implantar um projeto de planejamento familiar na região do vale do rio São Francisco.

A bordo dos barcos conhecidos como *Luminárias*, na virada da década de 1960 para a de 1970, Leslie e a esposa, Dina, percorreram vários trechos do famoso rio, entre Pirapora, no norte de Minas, e Juazeiro, no sul da Bahia. O que verificaram nessas viagens foram as péssimas condições sanitárias em que viviam os moradores às margens do "Velho Chico".

De volta aos Estados Unidos, Leslie fez o mestrado em Saúde Pública na Universidade Tulane, em New Orleans, e decidiu voltar ao

Brasil. Criou o Ippedasar, com apoios internacionais, e a organização estabeleceu um convênio com a Secretaria de Estado da Saúde, a própria Universidade Tulane e a Fundação Norte Mineira de Ensino Superior (FUNM), antecessora da Unimontes.[13]

Em 1972 foi formulado o documento "Sistema Regional de Saúde do Norte de Minas", que acabou encontrando a oposição da Secretaria de Saúde do estado por sua visão antinatalista. Em 1973 o Ippedasar foi extinto, mas a ideia de uma rede regional de assistência médica primária permaneceu.

Em 1975 foi assinado um convênio pelo qual o governo brasileiro receberia da Usaid, agência do governo dos Estados Unidos, um empréstimo de US$ 7,6 milhões para implantação de projetos de sistemas de saúde em Montes Claros (MG), Patos (PB) e Caruaru (PE). O governo da Paraíba não prosseguiu com os entendimentos.

A partir de 1975 começou o Projeto Montes Claros, sob a coordenação do Centro Regional de Montes Claros, dirigido por Francisco de Assis Machado, que havia coordenado o Programa do Vale do Jequitinhonha entre 1971 e 1974. O Projeto buscou então reorganizar os serviços de saúde da região, com a perspectiva da medicina comunitária e com importante participação popular. Em 1978, o Projeto Montes Claros foi incorporado ao Programa de Interiorização de Ações de Saúde e Saneamento (Piass), uma ação do governo federal. E foi a partir da experiência do Projeto Montes Claros que o Piass foi estendido para regiões do Nordeste. O Piass foi muito criticado no âmbito do movimento pela reforma sanitária por seu caráter centralizador e avesso à participação popular.

As experiências de Campinas, Londrina, Niterói e, em parte, do Projeto Montes Claros foram claros sinais da tendência de fortalecimento do papel dos municípios na assistência à saúde, como fundamental para a melhoria substancial das condições de

---

[13] Silva *et al.*, 2014, pp. 15-32.

vida dos brasileiros. Todas essas e outras experiências, no âmbito do movimento da reforma sanitária que avançava em vários campos, foram muito fortalecidas com os resultados da Conferência de Alma-Ata, de 1978.

VI
CONFERÊNCIA DE ALMA-ATA
E ATENÇÃO PRIMÁRIA À SAÚDE

O modelo que vinha sendo preconizado pelo movimento da reforma sanitária, na linha de uma atenção à saúde mais descentralizada, próxima da população, com papel relevante dos municípios, foi muito fortalecido com a realização entre 6 e 12 de setembro de 1978, em Alma-Ata, capital do Cazaquistão, na então União Soviética, da Conferência Internacional de Cuidados Primários em Saúde, promovida pela Organização Mundial da Saúde e pelo Fundo Internacional e Emergência das Nações Unidas para a Infância (Unicef).

A Conferência foi convocada com os propósitos de: promover o conceito de cuidados primários de saúde entre o conjunto das nações; trocar experiências e informações sobre o desenvolvimento desses cuidados primários no âmbito de sistemas e serviços nacionais de saúde abrangentes; avaliar a situação atual de saúde e cuidados de saúde em todo o mundo e o que poderia ser melhorado pela atenção primária e definir os princípios dos cuidados primários de saúde, bem como os meios operacionais de superar problemas práticos no desenvolvimento de cuidados primários de saúde.

Outros objetivos eram definir o papel dos governos, das organizações nacionais e internacionais na cooperação técnica e no apoio ao desenvolvimento dos cuidados primários de saúde e formular recomendações para o desenvolvimento desses cuidados.

A conferência intergovernamental contou com delegações de 134 governos e com representantes de organizações das Nações Unidas (ONU), de agências especializadas e de organizações não governamentais com relações oficiais com a OMS e a Unicef.

O professor B. Petrovsky, ministro da Saúde da União das Repúblicas Socialistas Soviéticas (URSS), foi eleito presidente da Conferência. Foram eleitos como vice-presidentes da Conferência por aclamação: princesa Ashraf Pahlavi (Irã), doutor P. S. P. Dlamini (Suazilândia), doutor Rodrigo Altman (Costa Rica), Sri J. Prasad Yadav (Índia) e doutor Khamiline Pholsena (República Democrática Popular do Laos).

Em seu documento principal, a Conferência declarou que o estado de saúde de centenas de milhões de pessoas no mundo naquele momento era "inaceitável, particularmente a situação dos países em desenvolvimento. Mais da metade da população do mundo não tem o benefício de cuidados de saúde adequados".[1]

Tendo em vista a magnitude dos problemas de saúde e a distribuição inadequada e desigual dos recursos de saúde entre e dentro dos países, e acreditando que a saúde é um bem humano fundamental, a Conferência convocou então uma nova abordagem à saúde e aos cuidados de saúde, visando distribuir mais equitativamente os recursos da área e alcançar um nível de saúde, para todos os cidadãos do mundo, que lhes permita "uma vida social e economicamente produtiva".[2]

A Conferência considerou essenciais os cuidados primários de saúde

> baseados em princípios práticos, cientificamente comprovados e socialmente aceitáveis, como métodos de abordagem e tecnologia tornados universalmente acessíveis a indivíduos e famílias na comunidade

[1] OMS, 1978, p. 16.
[2] *Idem, ibidem.*

através de sua plena participação e a um custo que a comunidade e o país possam manter em todas as fases de seu desenvolvimento, no espírito de autoconfiança e autodeterminação.[3]

Os serviços de cuidados primários de saúde, de acordo com a Conferência, representam o "primeiro nível de contato dos indivíduos, da família e da comunidade com o sistema de saúde, levando os cuidados de saúde o mais próximo possível de onde as pessoas vivem e trabalham".

A Conferência reafirmou que a saúde deve ser caracterizada como "um estado de completo bem-estar físico, mental e social, e não apenas a ausência de doença ou enfermidade". Além disso, a saúde é "um direito humano fundamental", e a obtenção do mais alto nível possível de saúde é "uma das mais importantes metas sociais mundiais", cuja conquista requer a ação de muitos outros setores sociais e econômicos, para além do setor da saúde.

Do mesmo modo, a Conferência reiterou que "o povo tem o direito e o dever de participar individualmente e coletivamente no planejamento e na implementação de seus cuidados de saúde". Para a Conferência, os cuidados primários são a chave para alcançar a saúde "como parte do desenvolvimento, no espírito de justiça social".

A atenção primária à saúde (APS), concluiu a Conferência, "reflete e evolui a partir das condições econômicas e características socioculturais e políticas do país e das suas comunidades e baseia-se na aplicação dos resultados relevantes de pesquisa social, biomédica e de serviços de saúde pública e experiência". Além disso, a APS "aborda os principais problemas de saúde da comunidade, proporcionando serviços promocionais, preventivos, curativos e de reabilitação".

Ainda segundo a declaração final da Conferência de Alma-Ata, a atenção primária à saúde deve incluir

---

[3]   *Idem.*

educação sobre problemas de saúde prevalentes e os métodos para preveni-los e controlá-los; promoção de abastecimento alimentar e nutrição adequada; um fornecimento adequado de segurança em água e saneamento básico; cuidados de saúde materno-infantil, incluindo planejamento familiar; imunização contra as principais infecções; prevenção e controle de doenças localmente endêmicas; tratamento adequado de doenças e lesões comuns, e provisão de medicamentos essenciais.[4]

A APS envolveria, além do setor saúde, "todos os setores relacionados e aspectos do desenvolvimento nacional e comunitário, em particular agricultura, criação de animais, alimentação, indústria, educação, habitação, obras públicas, comunicações e outros setores", e exigiria "os esforços coordenados de todos esses setores".

Da mesma maneira, a APS deve contar, em nível

[...] local e de referência, com profissionais de saúde, incluindo médicos, enfermeiras, parteiras, auxiliares e agentes comunitários, bem como praticantes [de métodos] tradicionais, conforme necessário, devidamente treinados social e tecnicamente para trabalhar como equipe de saúde e responder às necessidades de saúde expressas pela comunidade.

A declaração finaliza defendendo que os governos

[...] devem formular políticas, estratégias e planos de ação para lançar e manter a atenção primária à saúde como parte de um sistema nacional de saúde abrangente e em coordenação com outros setores. Para tanto, será necessário exercer vontade política, mobilizar os recursos do país e usar os recursos externos disponíveis racionalmente.

No momento em que o movimento pela reforma sanitária avançava substancialmente no Brasil, agregando novos setores além dos profissionais e estudantes de saúde, a Conferência de Alma-Ata teve enorme impacto. Era uma validação do conjunto das Nações

---

[4] *Idem.*

Unidas a muitas ideias que vinham sendo discutidas em diferentes espaços e que começavam a transbordar para ações práticas, em várias comunidades locais, através de experiências como as de Campinas, Niterói e Londrina, entre outras.

A Conferência repercutiu na 7ª Conferência Nacional de Saúde, realizada entre 24 e 28 de março de 1980, no Palácio do Itamaraty, em Brasília. Foi a última Conferência Nacional de Saúde durante o governo militar e teve como tema geral "Extensão das ações de saúde através dos serviços básicos". O objetivo era promover debates visando a implantação do Programa Nacional de Serviços Básicos de Saúde (Prev-Saúde), em conjunto pelos Ministérios da Saúde e da Previdência e Assistência Social.

Com participantes ainda escolhidos a dedo pelo governo federal, do general João Baptista Figueiredo, a Conferência teve a presença de 400 pessoas de todo o país e foi aberta pelo ministro da Saúde, Waldyr Arcoverde. Um dos destaques na abertura foi o discurso do diretor-geral da OMS, Halfdan T. Mahler.

Ele observou que o tema central da 7ª Conferência Nacional de Saúde, assim como os dos grupos de trabalho previstos, corresponderia "plenamente aos objetivos e meios que os países do mundo acordaram por consenso em Alma-Ata em sua Organização Mundial da Saúde".[5]

O diretor-geral da OMS evidenciou que "desenvolver a atenção primária de saúde como elemento-chave para reorientar os sistemas de saúde e para alcançar a meta social de *saúde para todos* no ano 2000 é um grande esforço cuja responsabilidade é e deve ser sempre nacional". Salientou, também, que "a atenção primária de saúde não poderá desenvolver-se, dentro do seu correto marco conceitual e operativo definido em Alma-Ata, sem a participação real e efetiva de todos os setores".[6]

---

[5] Ministério da Saúde, 1980, p. 11.

[6] *Idem*, p. 12.

Halfdan Mahler concluiu repetindo, aos membros do governo e demais presentes, as perguntas que formulou aos participantes da Conferência de Alma-Ata. Entre elas: "Os senhores estão dispostos a defrontar seriamente o abismo que separa os 'privilegiados' dos 'despossuídos' em matéria de saúde e a adotar medidas concretas para reduzi-lo?". Outra: "Os senhores estão dispostos a dar prioridade absoluta à alocação preferencial dos recursos de saúde aos setores sociais periféricos?".[7]

Claro que essas e outras indagações provocaram desconforto entre muitos dos presentes, a começar pelos altos membros do governo militar. Como vinham defendendo os protagonistas do movimento pela reforma sanitária, uma nova visão da saúde pública no Brasil, marcada pela equidade, municipalização e outros princípios, apenas poderia ocorrer em um regime democrático, de um Estado de Direito.

Mais desconforto durante a conferência principal do evento viria do consultor da Opas, Carlyle Guerra de Macedo, que como vimos esteve presente em muitos momentos relevantes do movimento pela reforma sanitária. Disse Macedo logo na abertura do discurso, ecoando um diagnóstico muito comum na esfera do movimento pela reforma sanitária:

> A distância entre o que a sociedade e o Estado reconhecem como essencial, indispensável ao ser humano, e a situação real da maioria da população é enorme e ainda crescente, apesar do considerável aumento da renda nacional. Esse desequilíbrio, que ainda atinge metade ou mais da população brasileira, enfraquece as bases sobre as quais devemos construir uma sociedade mais livre e democrática e um país mais próspero e poderoso.[8]

---

[7] *Idem*, p. 13.
[8] *Idem*, p. 19.

O consultor da Opas lamentou que, naquela altura, existiriam, "provavelmente, mais de 40 milhões de brasileiros sem acesso aos serviços de saúde de que necessitam". Em 1980, o Brasil chegava a 120 milhões de habitantes. Ao longo do discurso, Macedo comentou os diferentes desafios relacionados à implantação do Prev-Saúde, como organização institucional, atividades de apoio, tecnologia, recursos humanos, custos, benefícios e financiamento, problemas operacionais e outros.

O consultor da Opas concluiu:

> O desafio é construir o caminho e percorrê-lo com decisão e coragem. Devemos construí-lo juntos – governo e povo. Cremos que as diretrizes do governo contêm a orientação necessária. Devemos ser capazes de transformá-la em fatos. Somando nossos esforços para construir um Brasil maior, uma sociedade mais livre e justa, uma população mais sadia.[9]

Em vários momentos, o consultor da OMS se referiu à Conferência de Alma-Ata, que se tornou assim uma bússola para propagação da atenção primária à saúde. Mais de 40 anos depois do evento na República do Cazaquistão, ele continua sendo lembrado por sua importância histórica.

Em 2018, em entrevista para o portal da Escola Politécnica de Saúde Joaquim Venâncio, da Fiocruz, o sanitarista Luiz Augusto Facchini comentou a relevância da Conferência de Alma-Ata para o processo que culminou no SUS. Ele afirmou:

> "Havia uma concepção de missionário, de dedicação religiosa filantrópica em relação a essas iniciativas pontuais de atenção primária à saúde ao longo de todo século 20. Quando então ocorre a Conferência de Alma--Ata, por uma iniciativa da Organização Mundial de Saúde em parceria

---

9 *Idem*, p. 28.

com a Unicef, a proposta de atenção primária ganha destaque e relevância, pois explicita um modelo altamente abrangente, uma ideia de saúde para todos. Portanto, conforme anunciado em sua chamada, Alma-Ata define a atenção primária como estratégia a ser ofertada a toda a população. Traz a ideia de universalidade, e propõe isso no contexto de um sistema de saúde. A noção de *sistema de saúde* é articulada nesse encontro. Alma--Ata defende um modelo que em inglês chamamos de *compliance*, ou seja, um modelo de integralidade, que abrange o conjunto das necessidades de saúde da população. O documento fala em articulações intersetoriais, fortalecendo as ideias de nutrição e alimentação, como também de participação comunitária popular e de esforços de educação. Alma-Ata é uma recomendação de dois organismos internacionais, OMS e Unicef, e assinada por uma grande quantidade de países que concordavam com a proposta.[10]

Na mesma entrevista, Facchini salienta qual foi o resultado imediato de Alma-Ata em nível internacional:

Assim que Alma-Ata foi apresentada, começou o debate internacional em torno da sua implementação. Ela não foi censurada em nenhum momento, mas foi contraposta. Houve imediatamente uma contraposição àquilo que tinha sido aprovado em Alma-Ata por iniciativa da OMS e da Unicef. Em 1980, depois de dois anos do encontro, o Banco Mundial e a própria Unicef fizeram uma proposta alternativa à [Conferência de] Alma-Ata, sob os argumentos de que faltaria dinheiro, vontade política e infraestrutura. Então, apresentaram um pacote de APS seletiva, com recortes mais restritos: a Estratégia Gobi (sigla em inglês para indicar monitoração do crescimento, reidratação oral, aleitamento materno e imunizações). Era uma APS centrada fundamentalmente na atenção à saúde da criança e da mulher. O foco na reidratação oral, por exemplo, se dava porque na época a diarreia era uma das causas mais impressionantes de mortalidade de crianças no período pós-neonatal. A ênfase no

---

[10] Portal EPSJV/Fiocruz, 2018.

aleitamento materno era estratégica para garantir melhores condições de nutrição e imunidade às crianças. E o foco na imunização era uma forma de expandir toda a questão vinculada com a proteção vacinal para doenças da época, como sarampo, difteria, tétano, tuberculose, poliomielite etc. Havia outras recomendações genéricas: educação das mulheres, nascimento das crianças, suplementação alimentar etc. A Estratégia Gobi, de uma APS seletiva, foi a primeira na contraposição à Alma-Ata. E boa parte dos países passaram a seguir as receitas do Banco Mundial, não apenas desenvolvendo a lógica de uma atenção primária seletiva e recortada, com foco na saúde materno-infantil, como também passando a pensar sistemas de saúde com os mesmos recortes.[11]

Presidente da Abrasco entre 2009 e 2012 e coordenador da Rede APS (Rede de Pesquisa em Atenção Primária em Saúde) da mesma organização, Facchini comentou na entrevista os impactos específicos da Conferência de Alma-Ata naquele momento do Brasil, de auge do movimento pela reforma sanitária:

No Brasil, havia uma ênfase diferente dessa (das "receitas do Banco Mundial"), mesmo antes do Sistema Único de Saúde. O movimento da reforma sanitária brasileira já propunha a ideia de um sistema universal de saúde, de uma APS forte, abrangente e integral, e isso foi se materializando com experiências que iam surgindo em vários lugares: no interior de Minas Gerais, em São Paulo, no Rio Grande do Sul, em muitos lugares do Nordeste; enfim, em 1978, quando a Alma-Ata define a sua proposta, já havia várias experiências coincidentes com essa leitura em desenvolvimento no Brasil. Eu me lembro de que o Departamento de Medicina Social da Universidade Federal de Pelotas foi criado no ano de 1976, dois anos antes de Alma-Ata. E nessa oportunidade já foi criada junto ao departamento uma unidade básica de saúde, com características de uma atenção primária universal. Todo mundo podia ser atendido lá, com território definido, um atendimento gratuito, porque era oferecido

[11] *Idem.*

por professores e alunos da universidade. Quando o SUS foi constituído formalmente em 1988, portanto dez anos depois de Alma-Ata, essa noção de que teríamos atenção primária universal e integral já estava totalmente sedimentada. Nós fomos uma experiência dissonante desse contexto. Conseguimos construir um sistema universal, financiado com recursos pagos pela população através dos seus impostos, integral desde a vacina até os transplantes e todas as ações de saúde, e ficamos ao longo de todo esse tempo relativamente protegidos desses pacotes de serviços como os oferecidos pelo Banco Mundial.[12]

De qualquer modo houve, portanto, uma grande ressonância, no plano internacional (incluindo o Brasil), do que foi discutido e aprovado na Conferência de Alma-Ata. O movimento brasileiro pela reforma sanitária dialogou de forma intensa com as ideias debatidas e difundidas desde a Conferência de 1978, quando o país estava prestes a entrar no ciclo final da ditadura militar.

Outros setores sociais, além do campo da medicina, se voltaram cada vez mais para discutir a grave situação da saúde no país. Em 1981, por exemplo, o tema da Campanha da Fraternidade, promovida pela Conferência Nacional dos Bispos do Brasil (CNBB), foi "Saúde para todos". Em um momento em que a igreja católica tinha muito maior influência nos rumos do país, e em que a Teologia da Libertação tinha grande ressonância no Brasil, alimentando as discussões críticas nas Comunidades Eclesiais de Base (CEBs), a Campanha de 1981 foi um fato relevante que contribuiu para fortalecer um olhar crítico na população sobre os rumos da saúde no país. Em consonância com o movimento geral pelo fim da ditadura.

[12] *Idem.*

VII
NOVOS PASSOS PARA A DEMOCRACIA
E A 8ª CONFERÊNCIA NACIONAL
DE SAÚDE

No final da década de 1970 e início dos anos 1980 era cada vez mais forte o movimento da sociedade brasileira pelo fim da ditadura, pela redemocratização do país. A Anistia de 1979 foi um passo importante, com o retorno de muitas lideranças políticas, de intelectuais e profissionais em geral que tinham sido exilados.

Em 1982, ano de novas eleições para governos estaduais e para o Congresso Nacional, já com o pluripartidarismo instalado, fortaleceram-se as ações de rua pela redemocratização, e o resultado das urnas consolidou a força da oposição, por exemplo com a eleição de Franco Montoro em São Paulo, pelo PMDB, e de Leonel Brizola no Rio de Janeiro, pelo PDT.

O movimento pela reforma sanitária também avançava, com suas ideias alcançando outras esferas, depois do Simpósio de 1979 na Câmara dos Deputados. Em 3 de fevereiro de 1982, um novo salto rumo à descentralização das ações de saúde foi dado com a constituição do Conselho Nacional dos Secretários de Saúde – Conass.

O Conass foi criado sob liderança do secretário de Saúde de São Paulo, Adib Jatene, que ao lado de outros secretários percebeu a importância do que foi discutido em Alma-Ata, sobre a relevância da Atenção Primária à Saúde. Uma das motivações para a criação do Conass foi o fato de que as Secretarias Estaduais de Saúde, por não terem uma representação nacional, não foram convocadas a integrar o Conselho de Administração da Saúde Previdenciária (Conasp), criado em 1981 pelo governo federal.

As Secretarias Estaduais de Saúde perceberam que o seu fortalecimento político era fundamental, e a ideia evoluiu para a criação do Conass. As Secretarias Estaduais também entendiam que o seu papel deveria ser fortalecido, diante do fracasso das recentes iniciativas do governo federal, como o Prev-Saúde.

Durante muito tempo o Conass não teve nem sede. Um respaldo fundamental para a sua estruturação e o seu crescimento foi dado pelo médico José Aristodemo Pinotti em sua gestão na Secretaria de Saúde do Estado de São Paulo, entre 1987 e 1991.

Nesse período a Secretaria organizou em São Paulo, por exemplo, o primeiro encontro técnico com os servidores das Secretarias Estaduais de Saúde, visando a aplicação dos convênios Suds, como veremos em capítulo posterior.

Na época, o secretário do Conass era Murad Ibrahim Belaciano. O advogado sanitarista Guido Carvalho, que trabalhava na época com Pinotti na Secretaria de Saúde, costumava brincar que "a sede do Conass era onde Murad sentava".

Logo após a sua constituição, o Conass se empenhou para que as Secretarias Estaduais recebessem mais recursos do Inamps, até então direcionados preferencialmente para o setor privado. Nesse momento inicial, o incremento da participação dos estados se deu com as Ações Integradas de Saúde (AIS), que em 1984 representavam somente 4% do orçamento do Inamps e em 1986 já chegavam a 12%, pelo trabalho de articulação conduzido pelo Conass.

As AIS seriam de fato ainda mais fortalecidas com o novo cenário político aberto com a eleição de Tancredo Neves pelo Colégio Eleitoral, para a sucessão do general João Baptista Figueiredo. Nos primeiros meses de 1984, as ruas e as praças do Brasil foram tomadas pela campanha das diretas já, mas a proposta de eleições diretas para a sucessão do último general-presidente foi derrotada no Congresso Nacional. Foi então deflagrada uma transição negociada para a redemocratização, com a escolha do novo presidente pelo Colégio Eleitoral.

Como se sabe, Tancredo Neves não assumiu, por ter falecido a 21 de abril de 1985. Tomou posse na presidência o seu vice, José Sarney, que permaneceria no cargo até 1989. No mandato de Sarney, vários passos foram dados, com a materialização de muitas ideias que vinham sendo defendidas no contexto do movimento pela reforma sanitária, inclusive a própria criação do SUS. O Conass teve papel importante e, depois da criação do SUS, seria ainda mais relevante. Antes disso, porém, ocorreram fatos importantes, com relevante protagonismo dos novos governos estaduais eleitos em 1982. Um episódio chave foi a realização da 8ª Conferência Nacional de Saúde, em 1986.

8ª Conferência Nacional de Saúde: a ideia do SUS se fortalece

O movimento pelas diretas já não foi vitorioso no objetivo de aprovação da emenda do deputado Dante de Oliveira (PMDB-MT), de eleição direta para presidente da República no final de 1984. Entretanto, a mobilização foi totalmente vitoriosa no sentido de unificação de toda a sociedade brasileira nos anseios de mudanças, e elas naturalmente eram cada vez mais reivindicadas no campo da saúde, fortalecendo o espírito do movimento pela reforma sanitária.

Ao longo de 1984, foram várias manifestações por mudanças profundas na saúde, diante da proximidade do fim da ditadura. Em novembro foi realizado o 4º Simpósio Nacional de Saúde, na Câmara dos Deputados, e novamente as ideias do movimento da reforma sanitária foram o destaque.

Em documento apresentado no Simpósio, a diretoria do Cebes reafirmou a defesa da criação do Sistema Único de Saúde, em bases muito claras:

A reforma institucional deve contemplar uma maior descentralização do poder decisório, administrativo e financeiro do setor. Essa descentralização não deve se restringir aos limites do executivo, devolvendo aos estados e municípios a possibilidade de definir formas de atendimento adequado a suas necessidades, mas também incorporar o legislativo em todos os seus níveis enquanto representação política da sociedade no aparelho de Estado.

As conclusões do Simpósio foram encaminhadas, por uma comissão que tinha representantes do Cebes e da Abrasco, ao candidato da oposição no Colégio Eleitoral, Tancredo Neves.

Entre 5 e 8 de fevereiro de 1985, as ideias da reforma sanitária, em particular a da municipalização da saúde, foram reafirmadas no 4º Encontro Municipal do Setor Saúde e 3º Encontro Nacional de Secretários Municipais de Saúde, em Montes Claros (MG). Participaram mais de 500 pessoas, representando cerca de 150 municípios e Secretarias Estaduais da Saúde de Minas Gerais, São Paulo e Paraná.

Os Encontros redigiram a Carta de Montes Claros – Muda Saúde, com várias ideias também encaminhadas ao então presidente eleito Tancredo Neves. Hésio Cordeiro, à época presidente da Abrasco, foi um dos principais redatores do documento. Uma das diretrizes defendidas na Carta era a de que, para viabilizar a municipalização da saúde, deveria ser dada "prioridade para rede própria municipal de unidades de atenção primária à saúde". Fortalecimento dos municípios, com maior destinação de recursos financeiros para eles, e melhor formação de recursos humanos foram outras diretrizes.

Tancredo não assumiu o cargo, o que coube ao vice-presidente escolhido no Colégio Eleitoral, José Sarney. Mesmo assim, no novo ambiente político criado com a chamada Nova República, muitos expoentes do movimento pela reforma sanitária chegariam a altos postos no governo federal.

Em 20 de maio de 1985, o presidente Sarney nomeou Hésio Cordeiro como presidente do Inamps. Houve todo um movimento de empresas e hospitais privados contra a sua nomeação, mas ele acabaria confirmado no cargo.

O ambiente político era cada vez mais favorável a mudanças, e elas também vieram na área da saúde. Toda a discussão acumulada no e pelo movimento da reforma sanitária se refletiu na 8ª Conferência Nacional de Saúde, realizada entre 11 e 17 de março de 1986. O Brasil estava ávido por e grávido do novo. Depois da noite dos generais, o amanhecer da festa democrática, que prometia grandes transformações.

No final de 1986, seria eleita a Assembleia Nacional Constituinte, para escrever o novo texto constitucional, apontando para um novo pacto civilizatório, de respeito à cidadania integral. Em Brasília, os ministros da Saúde, Roberto Santos, e da Previdência e Assistência Social, Raphael de Almeida Magalhães, discutiam com suas equipes a preparação do que seria o programa de desenvolvimento dos Sistemas Unificados e Descentralizados de Saúde – Suds, antecessor do SUS.

Nesse clima de muita esperança foi convocada a Conferência, que seria presidida por um nome fundamental na trajetória da reforma sanitária, o médico Sergio Arouca. O mesmo Sergio Arouca que bebeu nas fontes da medicina social em Ribeirão Preto, que pôs suas ideias em prática no Lemc da Unicamp e que depois brilharia em outros territórios e funções, como a presidência da Fiocruz. O Sergio Arouca que leu emocionado o seminal "A questão democrática na área da saúde", no 1º Simpósio Nacional de Saúde na Câmara dos Deputados.

Em maio de 1985, Arouca tomava posse na presidência da Fundação Oswaldo Cruz. Mais um marco na trajetória da reforma sanitária, pois havia muita resistência ao seu nome, ligado ao Partido Comunista Brasileiro. Mesmo com o fim da ditadura, permaneciam resquícios do autoritarismo, e foi necessária uma intensa mobilização de organizações como a Ordem dos Advogados do Brasil (OAB), a Associação Brasileira de Imprensa (ABI), o Cebes e a Abrasco, além dos próprios profissionais da Fiocruz e de personalidades como o sociólogo Herbert de Souza, o Betinho, que depois seria o grande líder da campanha contra a fome.

A posse acabou acontecendo, e naturalmente Arouca acabaria ocupando a presidência da 8ª Conferência, convocada pelos ministros Santana e Magalhães. O secretário-executivo do Ministério da Saúde, Eleutério Rodriguez Neto, um dos pilares do movimento da reforma sanitária, foi um dos avalistas do processo, garantindo que houvesse intensa participação popular na preparação e na própria Conferência.

A ideia do SUS era fruta quase madura, e a 8ª Conferência Nacional de Saúde deu os contornos finais. A Conferência foi convocada já com o propósito de que suas resoluções fossem levadas para a Assembleia Nacional Constituinte, que seria eleita em 1986.

Entre os membros da Comissão Organizadora, alguns dos principais nomes do movimento da reforma sanitária, como o relator-geral da Conferência, Guilherme Rodrigues da Silva (1928-2006).

Diplomado pela Faculdade de Medicina de Salvador, em 1953, fez a residência em medicina tropical na USP, entre 1955 e 1956, e em 1959 tornou-se mestre em Higiene pela Universidade de Harvard. O doutorado, em 1961, foi sobre "Índice de mortalidade em grupo de famílias na cidade de Salvador, Bahia", e em 1966 prestou concurso para professor catedrático na Faculdade de Medicina da USP (Fmusp), com a tese "Doença de Chagas em famílias de duas áreas restritas da cidade de Salvador". Um percurso que naturalmente apontava para a consolidação de uma visão social, comunitária da medicina –

e, de fato, Guilherme Rodrigues da Silva foi o responsável pela estruturação do Departamento de Medicina Preventiva da Fmusp.

Como relatores adjuntos atuaram Solon Magalhães Vianna e Roberto Passos Nogueira. Otávio Clementino de Albuquerque foi o secretário do Comitê Executivo, e Edmilson Francisco dos Reis Duarte, secretário-adjunto.

Como membros do Comitê Executivo, o senador Lourival Baptista e o deputado Carneiro Arnaud, representando o Congresso Nacional. Também entre os membros, claro, Hésio de Albuquerque Cordeiro, um dos líderes da reforma sanitária, e Ronei Edmar Ribeiro, José Saraiva Felipe, Francisco Eduardo de Campos e Cid Roberto Bertozzo Pimentel.

Coordenado por Eric Jenner Rosas, o Comitê Assessor da 8ª Conferência Nacional de Saúde também foi integrado por profissionais de enorme colaboração para o movimento da reforma sanitária, como David Capistrano da Costa Filho.

Os debates foram intensos e apaixonados no Ginásio de Esportes, envolvendo todos os 4 mil participantes, incluindo mil delegados. No Itamaraty, foi realizada uma mostra de filmes e vídeos sobre saúde.

Era a primeira Conferência depois da ditadura militar e a maior até então realizada, tão representativa. Foram 135 grupos de trabalho, que se desdobraram para discutir os três temas principais: "Saúde como direito", "Reformulação do Sistema Nacional de Saúde" e "Financiamento setorial".

O relatório final da Conferência resumiu o conteúdo dos debates:

> Em primeiro lugar, ficou evidente que as modificações necessárias ao setor saúde transcendem os limites de uma reforma administrativa e financeira, exigindo-se uma reformulação mais profunda, ampliando-se o próprio conceito de saúde e sua correspondente ação institucional, revendo-se a legislação que diz respeito à promoção, proteção e

recuperação da saúde, constituindo-se no que se está convencionando chamar *a Reforma Sanitária*.[1]

O documento destaca em seguida a principal questão discutida na Conferência:

A questão que talvez mais tenha mobilizado os participantes e delegados foi a natureza do novo Sistema Nacional de Saúde: se estatizado ou não, de forma imediata ou progressiva. A proposta de estatização imediata foi recusada, havendo consenso sobre a necessidade de fortalecimento e expansão do setor público. Em qualquer situação, porém, ficou claro que a participação do setor privado deve se dar só em caráter de serviço público 'concedido', e o contrato, regido sob as normas do Direito Público. Em relação a esse tema, é impressão da comissão de redação que a proposição 'estatização da indústria farmacêutica', aprovada na Assembleia Final, conflita com esse posicionamento geral, por não ter sido objeto de uma discussão mais aprofundada.[2]

Outro tema bastante polêmico, de acordo com o relatório final, foi aquele relativo à separação de "Saúde" e "Previdência":

O entendimento majoritário foi o de que a Previdência Social se deveria encarregar das ações próprias de "seguro social" (pensões, aposentadorias e demais benefícios) e a Saúde estaria entregue, em nível federal, a um único órgão com características novas. O setor seria financiado por várias receitas, oriundas de impostos gerais e incidentes sobre produtos e atividades nocivas à saúde. Até que se formasse esse orçamento próprio da Saúde, a Previdência Social deveria destinar os recursos, que ora gasta com o Inamps, para o novo órgão e ir retraindo-se na medida do crescimento das novas fontes.[3]

---

[1]   Ministério da Saúde, 1986, p. 2.

[2]   *Idem, ibidem.*

[3]   *Idem*, p. 3.

Prosseguindo, o relatório apresentou as conclusões do tema "Saúde como direito". A respeito, a Conferência deliberou pelo conceito de *saúde* próximo do que vinha sendo defendido pela OMS e em outros fóruns internacionais:

> Em seu sentido mais abrangente, a saúde é a resultante das condições de alimentação, habitação, educação, renda, meio ambiente, trabalho, transporte, emprego, lazer, liberdade, acesso [à] e posse da terra e acesso a serviços de saúde. [É] Assim, antes de tudo, o resultado das formas de organização social da produção, as quais podem gerar grandes desigualdades nos níveis de vida.[4]

O direito à saúde teria que ser para todos, reafirmou a Conferência:

> Direito à saúde significa a garantia, pelo Estado, de condições dignas de vida e de acesso universal e igualitário às ações e serviços de promoção, proteção e recuperação de saúde, em todos os seus níveis, a todos os habitantes do território nacional, levando ao desenvolvimento pleno do ser humano em sua individualidade.[5]

A Conferência advertia que esse direito "não se materializa, simplesmente, pela sua formalização no texto constitucional. Há, simultaneamente, necessidade de o Estado assumir explicitamente uma política de saúde consequente e integrada às demais políticas econômicas e sociais, assegurando os meios que permitam efetivá--las".[6]

A garantia do direito integral à saúde significaria, nesse sentido, a garantia de premissas como "trabalho em condições dignas, com amplo conhecimento e controle dos trabalhadores sobre o processo e o ambiente de trabalho"; "alimentação para todos, segundo as suas

---

[4] *Idem*, p. 4.
[5] *Idem, ibidem.*
[6] *Idem, ibidem.*

146 | NOVOS PASSOS PARA A DEMOCRACIA...

necessidades"; "moradia higiênica e digna"; "educação e informação plenas"; "qualidade adequada do meio ambiente"; "transporte seguro e acessível"; "repouso, lazer e segurança"; "participação da população na organização, na gestão e no controle dos serviços e ações de saúde"; "direito à liberdade, à livre organização e expressão", e "acesso universal e igualitário aos serviços setoriais em todos os níveis".[7]

Claro estava que naquela altura o Brasil, como historicamente constituído, não garantia o cumprimento das premissas acima:

> A sociedade brasileira, extremamente estratificada e hierarquizada, caracteriza-se pela alta concentração da renda e da propriedade fundiária, observando-se a coexistência de formas rudimentares de organização do trabalho produtivo com a mais avançada tecnologia da economia capitalista. As desigualdades sociais e regionais existentes refletem estas condições estruturais que vêm atuando como fatores limitantes ao pleno desenvolvimento de um nível satisfatório de saúde e de uma organização de serviços socialmente adequada.[8]

A evolução histórica dessa sociedade desigual, continua o relatório, ocorre "quase sempre na presença de um Estado autoritário, culminando no regime militar, que desenvolveu uma política social mais voltada para o controle das classes dominadas, impedindo o estabelecimento de canais eficazes para as demandas sociais e a correção das distorções geradas pelo modelo econômico".[9]

A 8ª Conferência Nacional de Saúde criticava, então, os impactos desse processo no setor da saúde, como a valorização dos serviços privados em detrimento dos públicos, o controle da produção de medicamentos por multinacionais e a ausência de espaço para a participação e o controle social nas decisões do setor. E estabelecia

---

[7] *Idem*, p. 5.
[8] *Idem, ibidem.*
[9] *Idem*, p. 6.

as condições para que houvesse uma modificação substancial da estrutura pública de atendimento à saúde no Brasil:

> garantir uma Assembleia Nacional Constituinte livre, soberana, democrática, popular e exclusiva; assegurar na Constituição, a todas as pessoas, as condições fundamentais de uma existência digna, protegendo o acesso a emprego, educação, alimentação, remuneração justa e propriedade da terra aos que nela trabalham, assim como o direito à organização e o direito de greve; suspender imediatamente o pagamento dos juros da dívida externa e submeter à decisão da nação, via Assembleia Nacional Constituinte, a proposta de não pagamento da dívida externa; implantar uma reforma agrária que responda às reais necessidades e aspirações dos trabalhadores rurais e que seja realizada sob o controle destes; estimular a participação da população organizada nos núcleos decisórios, nos vários níveis, assegurando o controle social sobre as ações do Estado; fortalecer os estados e os municípios, através de ampla reforma fiscal e tributária; estabelecer compromissos orçamentários ao nível da União, estados e municípios para o adequado financiamento das ações de saúde.[10]

A discussão sobre o primeiro tema da Conferência terminou com uma convocação pela continuidade da mobilização popular por uma Constituinte livre e soberana e que discutisse amplamente a questão da saúde, no sentido de consolidação de um Sistema Único de Saúde.

O segundo tema da Conferência, "Reformulação do Sistema Nacional de Saúde", tratava especificamente da estrutura que viria a ser o SUS. Afirmou o relatório final:

> A reestruturação do Sistema Nacional de Saúde deve resultar na criação de um Sistema Único de Saúde que efetivamente represente a construção de um novo arcabouço institucional, separando totalmente saúde de previdência, através de uma ampla Reforma Sanitária.[11]

---

[10] *Idem*, pp. 7-8.
[11] *Idem*, p. 10.

No nível federal, esse novo sistema, de acordo com a Conferência,

> deve ser coordenado por um único Ministério, especialmente concebido para esse fim. Com este objetivo o Poder Executivo deve encaminhar, a curto prazo, mensagem ao Congresso, garantindo-se, entretanto, que a reformulação proposta seja prévia e amplamente debatida por todos os setores da sociedade civil. A unicidade de comando deve ser reproduzida nos níveis estadual e municipal.[12]

A Conferência deliberou, então, alguns dos princípios que deveriam reger o novo Sistema Único de Saúde, como a descentralização e a integralização das ações, o fortalecimento da participação popular, a universalização e a equidade. Em termos da política de recursos humanos, deveria ser respeitada uma remuneração digna e a isonomia salarial, a capacitação e a reciclagem permanentes, admissão através de concurso público e estabilidade no emprego.

Um ponto fundamental seria que o Sistema Único de Saúde deveria reforçar "o poder político, administrativo e financeiro dos Estados e Municípios". Entre outras propostas, a 8ª Conferência também aprovou a reformulação do Conselho Nacional de Saúde, o estabelecimento de uma política de desenvolvimento científico e tecnológico em saúde, a proibição de propaganda de medicamentos e produtos nocivos à saúde, a criação de Conselhos Estaduais e Municipais de Saúde e a reformulação das Ações Integradas de Saúde.

O terceiro tema era "Financiamento do setor saúde". A Conferência concluiu que:

> Deverá ser constituído um orçamento social que englobe os recursos destinados às políticas sociais dos diversos Ministérios e aos distintos fundos sociais. Este orçamento será repartido por setor, cabendo ao de

---

[12] *Idem, ibidem.*

saúde uma parcela de recursos que constituirão o Fundo Único Federal de Saúde. Em nível estadual e municipal serão formados Fundos Únicos de Saúde de maneira análoga. Os Fundos de Saúde, nos diferentes níveis, serão geridos conjuntamente com a participação colegiada de órgãos públicos e da sociedade organizada.[13]

Outras conclusões foram de que o financiamento do sistema de saúde

será responsabilidade do Estado, a quem cabe levar uma política de descentralização, articulando a participação efetiva dos Estados e Municípios, com uma ampla e profunda reforma tributária [... e que] os recursos da Previdência serão gradativamente retirados do financiamento das ações de saúde, devendo ser substituídos por fonte(s) alternativa(s), permitindo melhorar as prestações pecuniárias (aposentadorias, pensões, etc.). Os recursos financeiros da Previdência Social devem destinar-se exclusivamente para custear um seguro social justo aos trabalhadores da cidade e do campo. Desta forma, o orçamento da Previdência deve ser administrado pelos trabalhadores e utilizado somente para a concessão de benefícios e aposentadorias igualitárias para trabalhadores rurais e urbanos.[14]

Assim terminou a 8ª Conferência Nacional de Saúde, como um grande sinal de esperança de conquista de pontos defendidos pelo movimento da reforma sanitária, confundindo-se com a luta pela redemocratização. Outra deliberação importante foi a de que as conclusões da Conferência seriam aprofundadas por um Grupo Executivo da Reforma Sanitária, a quem caberia formatar uma proposta concreta que seria apresentada à Assembleia Nacional Constituinte.

---

[13] *Idem*, p. 19.
[14] *Idem*, p. 20.

Na realidade foi crida uma Comissão Nacional da Reforma Sanitária, integrada por estas organizações: Ministério da Saúde, com dois representantes; o secretário-geral, também presidente da Comissão, e o presidente da Fundação Oswaldo Cruz; pelo Ministério da Previdência e Assistência Social, os secretários de serviços médicos e o presidente do Inamps; pelo Ministério da Educação e Cultura, o secretário de Educação Superior; pelo Ministério do Trabalho, Ministério do Desenvolvimento Urbano e Ministério da Ciência e Tecnologia, um representante para cada; pela Secretaria de Planejamento da Presidência da República, um representante; pelas Secretarias Estaduais de Saúde, dois representantes, sendo um deles o presidente do Conselho Nacional dos Secretários de Saúde (Conass); pelas Secretarias Municipais de Saúde, dois representantes; um representante do Senado Federal; um representante da Câmara dos Deputados; pelas centrais sindicais – Confederação Nacional dos Trabalhadores da Agricultura (Contag), Central Geral dos Trabalhadores (CGT) e Central Única dos Trabalhadores (CUT) –, um representante de cada uma; pelas centrais patronais, Confederação Nacional da Indústria (CNI), Confederação Nacional do Comércio (CNC) e Confederação Nacional da Agricultura (CNA), um representante de cada; pelos prestadores privados dos serviços de saúde, Confederação das Misericórdias do Brasil e Federação Brasileira de Hospitais, um representante de cada; pelos profissionais de saúde, Federação Nacional dos Médicos, associações de moradores e Conselho Nacional das Associações de Moradores, um representante cada.

As discussões foram igualmente intensas na Comissão, que efetivamente encaminharia suas propostas à Constituinte. Estava chegando o grande momento de oficialização do SUS.

VIII
A CRIAÇÃO DO SUS NA ASSEMBLEIA NACIONAL CONSTITUINTE

As ideias amadurecidas ao longo de décadas, no movimento pela reforma sanitária, resultaram na criação do SUS durante a Assembleia Nacional Constituinte, nos termos dos artigos 196 a 200 da Constituição de 5 de outubro de 1988. Foram intensos os embates na Constituinte até a garantia de criação do SUS.

O campo inicial de disputa foi a Subcomissão de Saúde, Seguridade e Meio Ambiente, da Comissão da Ordem Social. Instalada a 7 de abril de 1987, a Subcomissão elegeu como presidente o deputado José Elias Murad, tendo o deputado Fábio Feldmann como primeiro vice-presidente e a deputada Maria de Lourdes Abadia como segunda-vice-presidente.

As audiências começaram a 21 de abril, sendo o primeiro tema "Previdência privada / Sistema único de previdência social de planos e benefícios". Como expositores, Amaury Soares Silveira, João Régis Ricardo dos Santos e Obed Dornelles Vargas.

Já no dia 22 de abril começou a discussão sobre o Sistema Único de Saúde, na audiência sobre "Sistema nacional de saúde / Reforma sanitária / Sistema unificado de saúde / Ações integradas de saúde". Entre os expositores, alguns dos expoentes do movimento da reforma sanitária e representantes de organizações que se empenharam na defesa de criação do SUS.

O primeiro a falar foi Laércio Valença, secretário de Saúde do Distrito Federal e presidente do Conass. Ele destacou que o Conass, como membro da Comissão Nacional de Reforma Sanitária, apoiava integralmente a proposta discutida a partir da 8ª Conferência Nacional de Saúde e que seria apresentada em seguida por representante da Comissão.

"Acho que essa ideia de uma mudança, de uma reformulação de nosso Sistema Nacional de Saúde é, hoje, um anseio geral", disse Valença. E completou:

> Falando aqui em nome dos secretários de Saúde, posso dizer que há um desejo de que realmente isso possa ser efetivado num prazo menor possível. Há um desejo incontido de que se possa caminhar mais rápido na implantação de uma reformulação do Sistema Nacional de Saúde.[1]

Em seguida, de fato, a Subcomissão ouviu o coordenador-geral da Secretaria Técnica da Comissão Nacional de Reforma Sanitária, o sanitarista Arlindo Fábio Gomes de Souza. Ele resumiu os trabalhos da Comissão e afirmou que efetivamente foi aprovada uma proposta de inclusão no novo texto constitucional, que poderia ser lida pelo secretário-geral do Ministério da Saúde, José Alberto Hermógenes de Souza. Assim esclareceu Arlindo:

> É importante que se entenda que esse texto, ainda que sucinto e sem nenhuma pretensão colocada sob a forma de artigos, mas apenas para facilitar o nosso procedimento de debates dentro da própria Comissão, foi exaustivamente trabalhado, e os conceitos, às vezes entre vírgulas, contidos no texto, mereceram a atenção a mais redobrada dos membros da Comissão, e chegamos a essa posição de uma série de debates e uma série de convergências e de divergências.[2]

[1] Brasil, 1988, p. 184.
[2] *Idem*, p. 186.

José Alberto Hermógenes de Souza fez então a leitura da proposta aprovada a 30 de março de 1987:

> Artigo 1º A saúde é um direito assegurado pelo Estado a todos os habitantes do Território Nacional, sem qualquer distinção.
>
> Parágrafo único. O direito à saúde implica em: condições dignas de trabalho, saneamento, moradia, alimentação, educação, transporte e lazer; respeito ao meio ambiente e controle da poluição ambiental; informações sobre o risco de adoecer e morrer, incluindo condições individuais e coletivas de saúde; dignidade, gratuidade e qualidade das ações de saúde, com direito à escolha e à recusa; recusa aos trabalhos em ambiente insalubre ou perigoso, ou que represente grave e iminente risco à saúde, quando não forem adotadas as medidas de eliminação ou proteção aos riscos; opção quanto ao tamanho da prole; participação, em nível de decisão, na formulação das políticas de saúde e na gestão dos serviços.
>
> Artigo 2º É dever do Estado implementar políticas econômicas e sociais que contribuam para eliminar ou reduzir o risco de doenças e de outros agravos à saúde, assegurar a promoção, proteção e recuperação da saúde, pela garantia de acesso universal e igualitário às ações e aos serviços de saúde, em todos os níveis; assegurar, com essa finalidade, a existência da rede pública de serviços de saúde.
>
> Artigo 3º O conjunto de ações de qualquer natureza, na área de saúde, desenvolvido por pessoa física ou jurídica, de interesse social, sendo responsabilidade do Estado sua normatização e controle.
>
> § 1º A lei definirá a abrangência, as competências e as formas de organização, financiamento e coordenação intersetorial do Sistema Nacional de Saúde, constituindo-o como um sistema único, segundo as seguintes diretrizes: integração das ações e serviços, com comando político-administrativo único em cada nível do Governo; integralidade e unidade operacional das ações de saúde, adequadas às realidades epidemiológicas; descentralização político-administrativa que respeite a autonomia dos Estados e Municípios, de forma a definir como de responsabilidade desses níveis a prestação de serviços de saúde de natureza local ou regional; participação, em nível de decisão, de entidades

representativas da população na formulação e controle das políticas e das ações de saúde, em todos os níveis.

§ 2º É assegurado o livre exercício da atividade liberal em saúde e a organização de serviços de saúde privados, obedecidos os preceitos éticos e técnicos determinados pela lei e os princípios que norteiam a política nacional de saúde.

§ 3º A utilização de serviços de saúde de natureza privada pela rede pública far-se-á segundo necessidades definidas pelo Poder Público, de acordo com normas estabelecidas pelo Direito Público.

Artigo 4º O Estado mobilizará, no exercício de suas atribuições, os recursos necessários à preservação da saúde, incorporando as conquistas e os avanços científicos e tecnológicos, segundo critérios de interesse social.

Artigo 5º As atividades de ensino, pesquisa, desenvolvimento científico, desenvolvimento tecnológico e produção de insumos e equipamentos essenciais para a saúde subordinam-se à política nacional de saúde e são desenvolvidas sob controle estatal, com prioridade para os órgãos públicos e empresas nacionais, com vistas à preservação da soberania nacional.

Artigo 6º O financiamento das ações e serviços de responsabilidade pública será provido com recursos fiscais e para-fiscais, com destinação específica para a saúde, cujos valores serão estabelecidos em lei e submetidos a gestão única, nos vários níveis de organização do Sistema Nacional de Saúde.

Parágrafo único. O volume mínimo dos recursos públicos destinados pela União, Estados, Territórios, Distrito Federal e Municípios corresponderá, anualmente, a 12% das respectivas receitas tributárias.

Disposições transitórias: 1 – A Previdência Social alocará o mínimo de 45% da contribuição patronal ao Fundo Nacional de Saúde. 2 – Os recursos da Previdência Social destinados ao Sistema Nacional de Saúde serão gradualmente substituídos por outras fontes, a partir do momento em que o gasto nacional em saúde alcance o equivalente a 10% do Produto Interno Bruto.[3]

---

[3] *Idem*, pp. 186-187.

Vários constituintes se manifestaram sobre a proposta. Também se pronunciaram Roberto Chabo, presidente da Federação Nacional dos Médicos, e a socióloga Maria Luiza Jägger, da Central Única dos Trabalhadores.

A doutora Cristina Albuquerque Costa, coordenadora dos grupos técnicos da Comissão de Reforma Sanitária, assim se manifestou:

> Eu não gostaria de me estender nesta exposição, mas senti, ouvindo as apresentações aqui, que seria importante uma mensagem aos constituintes, no sentido de lembrar a importância histórica e a oportunidade histórica desse momento de inclusão da questão de saúde na Carta Constitucional.
>
> Se pegarmos a história da inclusão da saúde nas Constituintes brasileiras, iremos verificar que o espaço dedicado à saúde, historicamente, neste País, é praticamente nenhum. Esta será a primeira oportunidade histórica, este será o momento singular na vida nacional de possibilidade de inclusão da questão da saúde, enquanto questão de saúde, na Carta Constitucional. Tradicionalmente, a questão da saúde tem sido reduzida, quando aparece na Constituição, [...] à assistência médica a um setor muito específico da população, à população previdenciária, aos trabalhadores e aos assalariados de determinados segmentos de setor produtivo, ou seja, a grande maioria da população brasileira tem sido historicamente excluída, inclusive, na Carta Constitucional. Então, a possibilidade de romper com esta exclusão, acho que confere ao trabalho destes constituintes aqui presentes, nesta comissão, uma importância histórica que merece ser destacada.
>
> Um outro ponto importante que eu gostaria de lembrar é que o que foi colocado pela Comissão Nacional de Reforma Sanitária significa o produto de meses e meses de trabalho exaustivo. Significa, na verdade, o êxito do que eu chamaria de um verdadeiro pacto social. A possibilidade de incluir, de conseguir concluir um trabalho com representantes dos trabalhadores, da iniciativa privada e dos órgãos governamentais, chegando-se a uma proposta única, ainda que com divergência, não conseguindo chegar a um produto comum, acho que é uma coisa que

merece ser destacada. A possibilidade de um pacto social na área da saúde, acho que se concretizou, com todas as divergências que, porventura, ainda permaneçam.

Eu diria que esta proposta coloca as bases mínimas para um projeto de Reforma Sanitária; sem estas condições mínimas, que estão colocadas nesta Carta Constitucional, eu diria que dificilmente se conseguirá fazer a transição das Ações Integradas de Saúde para uma reforma sanitária neste País. O Dr. Chabo colocou muito bem que estamos no momento a superar este projeto das Ações Integradas de Saúde, que tiveram êxito neste País, mas que está se esgotando. Nós estamos diante da necessidade de um novo momento e de uma nova formulação para a política de saúde neste País. Para que essa transição se dê é necessário que as condições mínimas, que estão contempladas nesta proposta, colocada pela Comissão Nacional da Reforma Sanitária, se cumpram.[4]

Outro participante na audiência foi o professor da Faculdade de Medicina da Unicamp Nelson Rodrigues dos Santos, o conhecido "Nelsão", então secretário municipal de Saúde de Campinas. Ele chegou um pouco atrasado ao evento, porque na noite anterior havia participado em São Paulo de uma reunião importante sobre municipalização da Saúde, conforme foi avisado aos constituintes pelo deputado Geraldo Alckmin (PMDB-SP). "Nelsão" fez a crítica do modelo até então vigente de assistência pública à saúde no país, aprofundado no regime militar:

> Esse modelo central, nas últimas décadas, todos sabemos que foi um modelo muito mais privatizante, quer dizer, o pecado não é ser privatizante, o pecado é a maneira como esse modelo central foi privatizante, deixou a saúde à baila da economia de mercado. A saúde foi transformada em simples mercadoria, e tudo que houve então em concentração de renda, concentração de riquezas, concentração de bens e de benefícios sociais no País, aconteceu na área da saúde. As

[4] *Idem*, p. 192.

empresas hospitalares concentraram [o recebimento de recursos], nas últimas décadas; tivemos aí um verdadeiro mar de pequenas empresas laboratoriais médico-hospitalares pré-falimentares, quase em falência, e a privatização se concentrou em grandes empresas médico-hospitalares; as multinacionais de equipamentos e medicamentos se concentraram também nos seus grandes monopólios – então, essa privatização resultou numa grande concentração, colocando quase que à margem do processo mais válido na área da saúde, para o próprio setor privado, a maioria dos órgãos privados que não puderam passar de pequenas e médias empresas. Essa concentração desmesurada atingiu até a intimidade dos hospitais, os famosos *corpos clínicos* – tanto nos hospitais privados lucrativos quanto nos hospitais filantrópicos, houve concentração. É do conhecimento de todos que, dentro de dezenas e dezenas de médicos que compõem o corpo clínico de modo geral, se deu aquele fracionamento, se concentrou o usufruto da renda captada por aquele órgão privado nas mãos de poucos médicos, não mais que uns 5 a 10%, e do outro lado, a grande maioria dos médicos, sub-remunerados naquele próprio corpo clínico daquele hospital privado lucrativo ou filantrópico (foram até pejorativamente chamados de *os bagrinhos* desses corpos clínicos). Então, esse fenômeno de concentração, que numa palavra só foi gerado por um fenômeno aí maior da economia política da saúde, que é o complexo médico-industrial, o grande tripé, multinacionais de equipamentos, de medicamentos e as grandes empresas médico-hospitalares no País, concentrou, então, esse serviço de saúde dentro dos hospitais, e, aí, dentro dos serviços mais sofisticados, com maior margem de lucratividade. Isso dentro de um modelo global de saúde transformada em mercadoria, de economia de mercado.

Dentro desse modelo, também ficaram reservados outros papéis institucionais. Se o setor privado e alguns órgãos públicos concentraram essa riqueza, essa sofisticação, [foi] com altíssimos índices de atos desnecessários, porque os atos desnecessários praticados em relação à população, em nome de benefícios à população, começaram a ter porcentagens insustentáveis de desnecessidade – cirurgias desnecessárias e exames sofisticados, caros, desnecessários; esses índices começaram a subir 20, 30 e 40%; às vezes, em certas ocasiões, até metade dos atos praticados no estabelecimento, desnecessários. Por quê? Porque tudo estava sendo originado em torno da lucratividade e não do benefício à saúde da população.

Mas, também dentro desse mesmo modelo central, num outro extremo, outras instituições tiveram outros papéis. As Secretarias Estaduais de Saúde e os Municípios tiveram papel complementar: prestar algum cuidado àquela população economicamente passiva, chamada de *quarto estrato social*, pouco produtiva, às periferias urbanas, à zona rural; e para isso, então, foi destinado um outro papel, dentro de um mesmo palco de atores institucionais, que foram as Secretarias Estaduais de Saúde e os Municípios oferecendo serviços precaríssimos, de baixo custo, com orçamentos péssimos, com folha de pagamento péssima, com equipamentos péssimos. Esse modelo se completa: num extremo, o sofisticado, de altíssimo custo e quotas-porcentagens de atos desnecessários; e, no outro extremo, instituições paupérrimas estaduais e municipais, destinando serviços precaríssimos e ineficazes à grande maioria da população mais pobre.[5]

Em seguida, "Nelsão" reiterou a defesa da importância do papel dos municípios em uma nova realidade da saúde no Brasil, no âmbito de um Sistema Nacional de Saúde:

Tomei a liberdade de ganhar bastante tempo neste retrospecto porque os Municípios, como poder local, e como poder local muito mais sensíveis e pressionados diuturnamente pela população, as lideranças municipais recebendo uma carga muito maior de cobrança do pagamento da dívida social, a primeira instância de poder que está convivendo com a população, esse poder municipal, a partir de meados da década de 70, na prática, sem muito "sociologuês", sem muita teoria, sem muito planejamento, na prática vivida, as prefeituras municipais começaram a inovar, a colocar em prática alguma coisa que mais tarde veio a enraizar

---

[5] *Idem*, p. 194.

como uma poderosa raiz de um novo modelo. Quer dizer, nem centros de saúde e postinhos de saúde precaríssimos para fazer de conta que atendem à população, que era o modelo compelido pelas Secretarias Estaduais de Saúde e Municípios de um modo geral, e nem também a sofisticação, a desnecessidade de atos. Então, as cidades médias neste País, em várias unidades federadas, mais e mais cidades médias, a partir de meados da década de 70, começaram a organizar serviços de saúde, e atenção global à população, a chamada *medicina integral*. Não só aqueles programas maternos-infantis, muito ineficazes, mas uma incorporação da assistência médica hospitalar pelos serviços municipais com postos de saúde muito mais resolutivos, comparando-se com as redes estaduais e algumas redes municipais. E essas cidades médias foram promovendo encontros e intercâmbio municipal das suas experiências, nascendo as primeiras redes municipais mais eficazes de atenção primária à saúde. E hoje os Municípios assumem um grau mais avançado de organização com colegiados, secretários municipais em várias unidades federadas, e esse intercâmbio de experiências concretas já fustiga o nível estadual e o nível federal, tentando captar recursos através de convênios e qualquer outro tipo de repasse e aumentando também as fatias orçamentárias municipais destinadas à saúde. Então o poder municipal – estou falando bastante depressa por causa do nosso tempo – se coloca historicamente, numa história recente de pouco mais de uma década para cá, dentro dos três poderes, federal, estadual e municipal, aquele que mais sensibilidade encontrou, e encontrou sensibilidade mais precocemente, para oferecer à população serviços não tão precários e ineficazes e nem tão sofisticados e desnecessários. Em resumo, as famosas redes básicas de saúde, o que se preconiza, hoje, como rede de serviços básicos de saúde, realmente têm no poder municipal o primeiro poder que encontrou esta nova linha de atuação, de oferecer serviço de saúde à população. E agora, esse modelo municipal, que é o serviço básico, ele fustiga os níveis federal e estadual, no sentido de compor o sistema de saúde, porque são serviços básicos isolados; ele também acaba por se desmoronar perante a população, ele precisa do apoio secundário e apoio terciário de complexidade secundárias e terciárias, promovendo o encaminhamento de cada cliente da população para cada grau de sofisticação, desde que sejam cientificamente indicados graus mais complexos para atendimento da clientela.[6]

"Nelsão" estava, claro, se referindo a experiências locais como as de Campinas, Londrina e Niterói, já relatadas anteriormente. No período em que foi secretário municipal de Saúde de Campinas, no governo do prefeito José Roberto Magalhães Teixeira (1983-1988), foi ampliada a rede municipal de atenção primária à saúde, que havia sido criada na gestão anterior, de Francisco Amaral na Prefeitura e Sebastião de Moraes na Secretaria de Saúde.

O secretário de Campinas aprofundou então a reflexão sobre como seria a municipalização da saúde, no contexto do futuro SUS:

> Essa municipalização deve dar-se através da transferência dos serviços básicos estaduais e federais, numa primeira etapa com cogestão, não mais as ações integradas. A questão da municipalização já amadureceu. As Ações Integradas de Saúde foram um caminho eficiente, ainda são um caminho bastante eficaz para a unificação do sistema, mas hoje a municipalização deve dar um salto na frente das ações integradas e ser verdadeiras cogestões de serviços estaduais e federais transferidos aos municípios. E essas cogestões caminhando rapidamente para a transferência definitiva dos serviços básicos para os Municípios e para aquelas cidades que puderem, de ordem secundária e terciária também. Dentro da municipalização do serviço de saúde, a experiência municipal recente das ações integradas está indicando que [deve ocorrer] também através de forma de cogestão, que é um passo adiante das ações integradas de saúde, e caminhando também para a unificação do sistema, o poder municipal se expressando através de consórcio ou associações municipais regionais e microrregionais, e aí em grande articulação com o poder da unidade federada, o poder estadual; então o poder municipal, nesta articulação com o poder estadual, a nível das regiões e microrregiões, eles devem entrar com participação decisiva e efetiva na gestão de todo

[6] *Idem*, p. 195.

o sistema de saúde. Aqui, dentro da realidade atual, esta gestão implica, em primeiro lugar, os convênios, o acompanhamento dos convênios com a rede privada, principalmente a rede filantrópica, a avaliação desses convênios, a conveniação e a desconveniação, e enfim, os poderes municipais de uma microrregião, e eu digo a microrregião porque a grande maioria dos hospitais conveniados presta serviços para regiões, não para um município só, são ofertas de serviços microrregionais ou às vezes até regionais, conforme o porte do hospital, então aí a gestão do sistema microrregional não pode ser só municipal, pode ser intermunicipal e articulado com o poder estadual. Então, as direções regionais das secretarias estaduais de saúde articuladas por grupos e Municípios, nós achamos que hoje estão maduras, e é a instância de poder mais competente e que acerta mais no trato dos convênios com a rede privada, principalmente a rede filantrópica.[7]

"Nelsão" estava se referindo a uma experiência que estava sendo gestada e foi materializada justamente durante a Constituinte, a do Sistema Unificado e Descentralizado de Saúde, que será detalhado no capítulo seguinte.

A participação de Sergio Arouca e Hésio Cordeiro

O assunto voltou à discussão no dia 30 de abril, na audiência pública da Subcomissão de Saúde, Seguridade e Meio Ambiente, sobre "Reforma sanitária / Sistema de saúde / Transplantes / Medicina alternativa". De novo, nomes fundamentais do movimento pela reforma sanitária participaram.

---

[7] *Idem, ibidem.*

162 | A CRIAÇÃO DO SUS NA ASSEMBLEIA NACIONAL CONSTITUINTE

Era o momento por exemplo da esperada apresentação de Sergio Arouca, como presidente da Fiocruz. Inicialmente, ele fez um rápido diagnóstico da situação da saúde no país:

> O ponto de partida fundamental que deve ser colocado na questão de saúde é que o sistema de saúde que temos, efetivamente, não atende mais ao interesse de ninguém neste País. Chegou a um nível, se fôssemos expressar em linguagem médica, *sofre de má formação congênita* tão séria, tão pesada, conseguiu desenvolver um sistema tão descoordenado, tão confuso, tão caótico, tão disperso, que, na realidade, não consegue resolver, acredito, os problemas de saúde mais simples que a tecnologia, a ciência e a experiência acumulada de saúde pública já conseguiram equacionar. Um simples exemplo é que, na medida em que um País, com o nível de desenvolvimento socioeconômico como tem o Brasil, além de gastar pouco com a saúde – mas gasta recursos consideráveis –, se encontra na triste situação de não conseguir ainda controlar as doenças que são preveníveis por vacina; entre as doenças preveníveis por vacina, não conseguiu controlar nem a poliomielite, a paralisia infantil que, do ponto de vista tecnológico, é efetivamente uma doença simples de ser controlada.[8]

Arouca ilustrou o caos na saúde pública no país com o que havia testemunhado no dia anterior, no Rio de Janeiro:

> Ontem mesmo no Rio de Janeiro, fomos obrigados a fazer uma intervenção em um banco de sangue, a partir de denúncias de uma investigação que foi realizada na Fundação Oswaldo Cruz, que, pegando moradores, mendigos, no centro da cidade, nesses mendigos foi realizado o teste de Aids, e descobrimos que pelo menos 7% desses mendigos estavam contaminados, entre os contaminados, um grande número deles era de vendedores de sangue. Ontem foi feita uma denúncia de um banco de sangue que exatamente comprava sangue de mendigos do centro da

---

[8] *Idem*, p. 139.

cidade e de um paciente já na fase da doença de Aids, já com sarcoma de Kaposi.[9]

Arouca citou, então, a dramática questão do sangue no Brasil, naquele momento delicado de impacto do aparecimento da epidemia de Aids, e reiterou:

> O ponto fundamental é que não podemos deixar de ter essa consciência, a consciência de que o Brasil está vivendo uma verdadeira crise e um drama sanitário profundo e que convive com o sistema de saúde[, país] que, acumulado por uma política social equivocada, em todos estes últimos anos, conseguiu criar um sistema de saúde absolutamente incompetente, e que não atende mais à necessidade de ninguém.[10]

Em seguida, o presidente da Fiocruz lamentou que a destinação de recursos para a saúde continuasse insuficiente, mesmo com o fim do regime militar, no contexto da chamada Nova República:

> Com a Nova República [a saúde] recebeu mais recursos, mas [a situação] não está sendo ainda enfrentada de forma que permita o efetivo equacionamento desse drama sanitário nacional que estamos vivendo. Para enfrentá-lo de uma forma consequente, nós temos que reorganizar este sistema, temos que acabar com esta má formação congênita que ele tem, temos que acabar com essa proliferação quase cancerígena que ele possui, essa falta de coordenação completa de não conseguir ter uma cabeça, ter um comando único que permita que efetivamente as decisões, uma vez decididas, se espalhem e possam ser executadas ao nível final do comando do sistema de saúde.[11]

Para Arouca, o ponto de partida para a reforma da saúde seria considerá-la um direito de todo cidadão brasileiro:

[9] *Idem, ibidem.*
[10] *Idem, ibidem.*
[11] *Idem*, pp. 139-140.

No nosso entendimento, e aqui falando como membro da Comissão Nacional de Reforma Sanitária, como presidente da Fundação Oswaldo Cruz, e pela Secretaria de Saúde do Estado do Rio de Janeiro, é fundamental – em primeiro lugar – a garantia de que a saúde é um direito do habitante do território nacional. E ao se garantir esse direito de cidadania, a definição de uma profunda reforma sanitária que seja completa. O ponto fundamental – e gostaria de discutir – é que essa reforma sanitária não pode ser uma reforma sanitária cosmética. A grande tentação é recobrir o fato por um discurso novo, colocando simplesmente sobre ele uma maquiagem, que o transforma na mesma coisa, sem mudar absolutamente nada.[12]

Concluindo, Arouca fez um apelo aos constituintes, pela necessária radicalidade da reforma da saúde no Brasil, no marco da elaboração do novo texto constitucional:

Esta reforma deve ser integral, não pode ser cosmética, tem de ser corajosa, tem de ser baseada em prioridades, ela tem de enfrentar, de forma serena, mas também sem vacilações, os problemas que são fundamentais no equacionamento da saúde da população brasileira. Temos de formar um novo profissional na área da saúde, comprometido com esse projeto, e acabar com todas as distorções acumuladas. Efetivamente todo o movimento sanitário, hoje, tem plena consciência de que este problema é de uma responsabilidade tão grande que supera, em muito, a capacidade de ser equacionado pelos próprios técnicos e profissionais da área de saúde.[13]

E finalizou, sobre a utopia de um novo sistema de saúde no Brasil:

Não é um problema técnico o que está hoje impedindo o avanço das condições de saúde da população brasileira. O que está hoje impedindo o avanço dessas condições são decisões políticas, portanto, só pode ser

[12] *Idem*, p. 140.
[13] *Idem, ibidem*.

enfrentado e equacionado pela classe política, pelos partidos políticos, no instante em que assumirem um projeto da reforma sanitária, e isso, num contínuo, passem a programas estaduais de Governo e a programas municipais, para implantarem essa reforma. Aí, efetivamente, podemos ter esperança de que, em um curto prazo, a mortalidade infantil brasileira vai ser compatível com o nosso desenvolvimento econômico, que vamos poder olhar para os nossos filhos sem ter a insegurança de que um deles venha a ter a poliomielite, que vamos ver aleijados por falta de tomar a vacina, que não vamos coexistir com o risco, eminente e dramático, de um surto epidêmico de febre amarela, que pode levar a consequências críticas o desenvolvimento econômico deste País. Fazer este encontro tornar compatível o que é o desenvolvimento econômico com o desenvolvimento social.[14]

Logo depois de sua exposição, e de debater com constituintes como Almir Gabriel e Eduardo Jorge, Arouca se retirou, pois iria participar de uma reunião do Conass, que estava acontecendo naquele momento em Brasília, sobre providências relacionadas à própria Constituinte. Arouca não pôde assistir, então, à apresentação seguinte, igualmente muito esperada, do presidente do Inamps, Hésio Cordeiro. Como o próprio Arouca, um grande nome do movimento pela reforma sanitária, em função importante no novo momento que o país vivia.

Cordeiro propôs, inicialmente, uma reflexão sobre o papel do Estado brasileiro de forma geral, incluindo a área da saúde:

O que hoje se vê – a crise, o caos, as dificuldades já estão bem diagnosti-cados – decorre, no meu entendimento, fundamentalmente de uma concepção política, de uma concepção econômica, de uma concepção técnica do papel do Estado gestada do período mais recente do autoritarismo, do período de todo o transcurso do regime autoritário, e do qual ainda não se livrou totalmente a Nova República, nem poderia

---

[14] Idem, ibidem.

livrar-se totalmente. Exatamente o processo Constituinte é esse processo de transformação. E dentro dessa concepção, a questão do Estado, a ação do Estado, na área social, têm sido sempre colocadas – e têm sido, inclusive, verdade na Nova República – como um intenso preconceito da ineficiência do aparelho do Estado, como uma total incapacidade de o Estado conduzir, executar políticas sociais. Esse preconceito leva a um círculo vicioso que tem que ser rompido na conceituação da Constituinte, pela redefinição do papel do Estado na política social.[15]

Cordeiro defendeu então "a necessidade da revisão da nova reconceituação do papel do Estado na Constituinte", ressaltando ser essa demanda coerente com a proposta que a Comissão da Reforma Sanitária havia levado à Subcomissão, nas primeiras sessões da sua instalação, "conceituando a saúde como um processo muito mais amplo do que o simples acesso aos serviços de saúde, envolvendo a política econômica, enquanto determinante do nível de saúde, através da política de empregos, de salários, de redistribuição de renda etc.".

Outro aspecto comentado pelo presidente do Inamps foi a relação entre serviços públicos e particulares de saúde. Pediu nesse sentido que o processo constituinte deixasse muito clara a função de cada uma das partes, visando sempre a saúde do povo brasileiro como um todo.

Hésio Cordeiro fez então a defesa da criação do Sistema Único de Saúde, nos termos que haviam sido debatidos na 8ª Conferência Nacional de Saúde e aprofundados na Comissão da Reforma Sanitária. O novo Sistema, alertou, deveria viabilizar "o projeto de unificação dentro de uma concepção de construção dos sistemas estaduais e municipais unificados [...], [projeto] baseado no fortalecimento e na capacidade da gestão e decisão das Secretarias Estaduais de Saúde, das Secretarias Municipais de Saúde".[16]

---

[15] *Idem*, p. 144.
[16] *Idem*, p. 145.

Cordeiro lembrou que naquela altura, em função das discussões prévias à criação do Suds e de iniciativas concretas já em curso:

> Esse processo já está em marcha, através dos instrumentos de programação unificados colocados em prática no ano de 87; já está em marcha, a partir da inciativa das Secretarias de Saúde, em conjunto com os Superintendentes do Inamps, no sentido de formular projetos concretos de unificação; já temos projetos em nossas mãos vinculados a uma proposta de unificação no Estado de Rondônia; uma proposta de unificação no Estado do Pará; uma proposta bastante avançada da unificação e de estadualização no Estado da Bahia; propõe[-se] uma estratégia no Estado de Alagoas, uma proposta de unificação distinta, não uma municipalização extensa neste momento, e sim a estadualização; mais proposta, bastante acabada e completa, no Estado do Espírito Santo; outra proposta no Estado do Rio de Janeiro, através do perfeito entendimento entre a Secretaria Estadual de Saúde e a Superintendência do Inamps; mais proposta já discutida, esta semana, com a Secretaria Estadual de Saúde do Estado de São Paulo; hoje me chega às mãos a proposta do Rio Grande do Sul.[17]

Para completar, Hésio Cordeiro fez uma apaixonada defesa da participação popular no processo de reforma sanitária:

> A unificação coloca-se em marcha a partir desses projetos, a partir da aglutinação das forças nos Estados e Municípios, através da aglutinação das forças e da participação popular, dos Conselhos Comunitários de Saúde, nas Cemes, nas CIS, na mobilização popular a partir dos Estados e dos Municípios, de tal forma que as adversidades, as contrariedades, as dificuldades na implantação do sistema unificado se resolvam através de uma ampla estratégia de mobilização, a partir da base do sistema de Saúde e a partir de instrumentos concretos [de] que, tanto pelo lado da Previdência Social quanto pelo lado do Ministério da Saúde, já se

---

[17] *Idem, ibidem.*

dispõe, no âmbito de Governo Federal, para impulsionar esses projetos de unificação, em conjunto com os novos governos, com os governos eleitos a 15 de novembro e que têm um enorme compromisso com o social, e que têm, na maioria de suas plataformas, a saúde como primeira prioridade.[18]

As próximas etapas na Constituinte

As presenças de Sergio Arouca e Hésio Cordeiro na Subcomissão de Saúde, Seguridade e do Meio Ambiente eram a própria expressão da vitória do movimento pela reforma sanitária. Depois da fase de audiências públicas, a Comissão começou a etapa de elaboração de anteprojeto, seguindo-se a apresentação de emendas, e depois o parecer do relator e a votação da redação final, o que aconteceu no dia 25 de maio de 1987.

O texto incorporava alguns princípios importantes defendidos pelo movimento da reforma sanitária, conforme aprovação na 8ª Conferência Nacional de Saúde. O artigo 1º deixava claro que "a saúde é um dever do Estado e um direito de todos". Já o artigo 2º explicitava a grande demanda, a criação do SUS: "As ações e serviços de saúde integram uma rede regionalizada e hierarquizada e constituem um Sistema Único", que deveria ser organizado de acordo com os princípios de "comando administrativo único em cada nível de governo", "integralidade e continuidade na prestação das ações de saúde", "gestão descentralizada, promovendo e assegurando a autonomia de Estados e Municípios" e "participação da população através de entidades representativas na formulação das políticas e controle das ações nos níveis federal, estadual e municipal, em conselhos de saúde". No total, o texto sobre saúde continha 13 artigos, tratando ainda da possibilidade de desapropriação de serviços

---

[18] *Idem, ibidem.*

privados mediante justa indenização e de acordo com os interesses nacionais, proibição de empresas estrangeiras na área da saúde, proibição da "propaganda comercial de medicamentos, formas de tratamento, tabaco e bebidas alcoólicas", e saúde da mulher.

O texto aprovado na Subcomissão foi então levado ao debate geral pelo conjunto dos constituintes, e aí ocorreu a grande discussão, os embates entre interesses privados e públicos. Muitas questões aprovadas na Subcomissão encontraram, claro, forte resistência dos interesses privados e privatistas.

As organizações que estiveram reunidas na Comissão Nacional de Reforma Sanitária mantiveram uma intensa mobilização, de monitoramento e pressão sobre os constituintes, embora não houvesse um consenso sobre as ideias que haviam sido discutidas e aprovadas na 8ª Conferência Nacional de Saúde. O próprio texto final levado pela Comissão Nacional de Reforma Sanitária à Subcomissão de Saúde, Seguridade e Meio Ambiente foi considerado menos estatizante em relação ao que havia sido aprovado na 8ª Conferência.

No esforço de mobilização, as organizações do setor promoveram uma Plenária Nacional pela Saúde na Constituinte, que se reuniu em Brasília. Participaram 44 organizações nacionais e estaduais, que aprovaram um documento encaminhado aos constituintes. Outra ação foi a apresentação de uma emenda popular à Constituinte, assinada por 54 mil pessoas e 167 entidades. A apresentação da emenda na Constituinte foi feita por Sergio Arouca.

Em junho de 1987, aconteceu o Encontro Nacional de Pós--Graduação em Saúde Coletiva e Reforma Sanitária, em Cachoeira (BA). Foi mais um momento de defesa dos princípios da reforma sanitária, com seus resultados igualmente encaminhados à Constituinte.

O texto construído pela Assembleia Nacional Constituinte resultou, em suma, dos acordos possíveis dentro do Congresso Nacional, entre diferentes atores. Houve uma enorme pressão dos *lobbies* envolvidos, incluídos os do setor privado, que pretendiam evitar, por exemplo, a criação do Sistema Único de Saúde e barrar o conceito de saúde como direito de todos.

O texto da saúde foi defendido por um grupo de parlamentares apoiados pelo movimento da reforma sanitária. Assim como aconteceu em outras áreas do novo texto constitucional, foi fundamental a atuação do senador Mário Covas (PMDB-SP) como um dos principais articuladores de princípios progressistas na Constituição Cidadã, assim batizada pelo presidente da Constituinte, o deputado Ulysses Guimarães (PMDB-SP). Promulgada a 5 de outubro de 1988, a nova Constituição Federal incorpora conceitos, princípios e uma nova lógica de organização da saúde, a da reforma sanitária, expressos nos artigos de 196 a 200, os quais apresentamos aqui como estabelecido no texto original de 1988 (texto que recebeu várias modificações posteriormente):

Artigo 196. A saúde é direito de todos e dever do Estado, garantido mediante políticas sociais e econômicas que visem à redução do risco de doença e de outros agravos e ao acesso universal e igualitário às ações e serviços para sua promoção, proteção e recuperação.

Artigo 197. São de relevância pública as ações e serviços de saúde, cabendo ao Poder Público dispor, nos termos da lei, sobre sua regulamentação, fiscalização e controle, devendo sua execução ser feita diretamente ou através de terceiros e, também, por pessoa física ou jurídica de direito privado.

Artigo 198. As ações e serviços públicos de saúde integram uma rede regionalizada e hierarquizada e constituem um sistema único, organizado de acordo com as seguintes diretrizes:

I – descentralização, com direção única em cada esfera de governo;

II – atendimento integral, com prioridade para as atividades preventivas, sem prejuízo dos serviços assistenciais;

III – participação da comunidade.

Parágrafo único. O sistema único de saúde será financiado, nos termos do art. 195, com recursos do orçamento da seguridade social, da União, dos Estados, do Distrito Federal e dos Municípios, além de outras fontes.

Artigo 199. A assistência à saúde é livre à iniciativa privada.

§ 1º As instituições privadas poderão participar de forma complementar do sistema único de saúde, segundo diretrizes deste, mediante contrato de direito público ou convênio, tendo preferência as entidades filantrópicas e as sem fins lucrativos.

§ 2º É vedada a destinação de recursos públicos para auxílios ou subvenções às instituições privadas com fins lucrativos.

§ 3º É vedada a participação direta ou indireta de empresas ou capitais estrangeiros na assistência à saúde no País, salvo nos casos previstos em lei.

§ 4º A lei disporá sobre as condições e os requisitos que facilitem a remoção de órgãos, tecidos e substâncias humanas para fins de transplante, pesquisa e tratamento, bem como a coleta, processamento e transfusão de sangue e seus derivados, sendo vedado todo tipo de comercialização.

Artigo 200. Ao sistema único de saúde compete, além de outras atribuições, nos termos da lei:

I – controlar e fiscalizar procedimentos, produtos e substâncias de interesse para a saúde e participar da produção de medicamentos, equipamentos, imunobiológicos, hemoderivados e outros insumos;

II – executar as ações de vigilância sanitária e epidemiológica, bem como as de saúde do trabalhador;

III – ordenar a formação de recursos humanos na área de saúde;

IV – participar da formulação da política e da execução das ações de saneamento básico;

V – incrementar em sua área de atuação o desenvolvimento científico e tecnológico;

VI – fiscalizar e inspecionar alimentos, compreendido o controle de seu teor nutricional, bem como bebidas e águas para consumo humano;

VII – participar do controle e fiscalização da produção, transporte, guarda e utilização de substâncias e produtos psicoativos, tóxicos e radioativos;

VIII – colaborar na proteção do meio ambiente, nele compreendido o do trabalho.

O SUS estava criado, depois de mais de uma década da trajetória do movimento pela reforma sanitária. Mas ainda demoraria algum tempo a sua efetiva estruturação e a sua implantação. Até lá, a fase de transição apenas foi possível pela implantação, durante o período de vigência da Constituinte, do Suds, com o protagonismo decisivo de São Paulo e em particular do então secretário estadual da Saúde, José Aristodemo Pinotti.

IX
PREPARAÇÃO E VIABILIZAÇÃO
DO SUS COM O SUDS

Em 1987, enquanto transcorria a Assembleia Nacional Constituinte, era criado o Sistema Unificado e Descentralizado de Saúde, que na prática lançava as bases e viabilizava a implantação do SUS. Naquele momento, foi fundamental o protagonismo de São Paulo em assumir o Suds, com o médico José Aristodemo Pinotti na Secretaria de Estado da Saúde. A atitude corajosa de Pinotti se refletiu na Constituinte, fortalecendo o processo que culminou na criação do SUS.

Pinotti nasceu em 20 de dezembro de 1934, na cidade de São Paulo. Era filho do dentista Alfredo Pinotti e da educadora sanitária Anna Bove Pinotti, e, com essa filiação, foi natural a sua inclinação para a área da saúde.

A graduação aconteceu em 1958, pela Faculdade de Medicina da Universidade de São Paulo (USP), fazendo a residência no Hospital Pérola Byington. Em seguida, especializou-se em câncer ginecológico e mamário na Università di Firenze (Itália), no Istituto Nazionale dei Tumori de Milão, com o professor Veronesi, e no Institute Gustave Roussy de Paris, com o professor Denoix.

Sua carreira acadêmica foi brilhante, sendo presidente do Departamento de Obstetrícia e Ginecologia da Sociedade de Medicina e Cirurgia de Campinas (1969-1971), professor titular e chefe do Departamento de Ginecologia e Obstetrícia da Universidade Estadual de Campinas (Unicamp, 1972-1982), consultor da Fundação de Amparo à Pesquisa do Estado de São Paulo (Fapesp, 1975-1985) e presidente da Associação Brasileira de Reprodução Humana e Nutrição Materno-Infantil (Renumi, 1975-1988).

Por duas vezes foi diretor da Faculdade de Ciências Médicas da Unicamp, nas gestões 1970-1971 e 1976-1980. Na mesma universidade, foi diretor-executivo do Centro de Assistência Integral à Saúde da Mulher (Caism) entre 1985-1986, tendo já antes chegado à reitoria, entre 1982 e 1986, nomeado pelo governador Paulo Maluf.

No citado depoimento ao projeto *Memória e patrimônio da saúde pública no Brasil*, da Unirio, Pinotti evidencia o contato estreito que sempre manteve com Sergio Arouca desde a chegada deste à Unicamp na segunda metade da década de 1960. Houve, portanto, uma familiaridade permanente com as ideias de Arouca e do movimento pela reforma sanitária.

Logo depois que Arouca deixou a Unicamp, em função das posições de Zeferino Vaz, Pinotti tentou manter o núcleo do projeto do Laboratório de Educação Médica e Medicina Comunitária (Lemc), que tinha apoio da Opas e recursos da Fundação Kellogg. No depoimento ao projeto de memória da Unirio, Pinotti relata que tentou o prosseguimento do apoio de Mário Chaves, então responsável pela destinação de recursos da Fundação Kellogg. Chaves se recusou, por temer que, sob uma direção conservadora, a ideia central do projeto se desvirtuasse: "O Mário Chaves me disse: 'A pior coisa que pode acontecer é você oferecer uma boa ideia às mãos erradas, porque essas mãos vão provar que aquela ideia não é boa. Então eu prefiro interromper o projeto e esperar uma próxima oportunidade', que acabou não surgindo pra Campinas".[1]

---

[1] Programa de Pós-Graduação em Memória Social, 2005.

Mas, como vimos, as ideias do movimento pela reforma sanitária ficariam cada vez mais fortes, com o protagonismo de Sergio Arouca agora no Rio de Janeiro, entre outros atores. Em 1986 e 1987, Pinotti foi secretário da Educação de São Paulo, no governo Montoro, e, entre 1987 e 1990, secretário de Estado da Saúde, no governo de Orestes Quércia. Neste último cargo, no início da Nova República, teve a oportunidade de colocar em prática muitas das ideias da reforma sanitária, e a ferramenta principal se desenvolveu com a criação do Suds.

Logo que assumiu a Secretaria da Saúde, Pinotti incumbiu uma comissão para preparar os termos do processo de municipalização da Saúde em São Paulo, que via como irreversível e fundamental para o avanço que a sociedade paulista e brasileira esperava no âmbito da saúde pública. Um dos principais auxiliares de Pinotti nesse processo foi o advogado Guido Ivan de Carvalho, outro nome fundamental no processo de estruturação do SUS. Carvalho e outros assessores de Pinotti na Unicamp, como Elba Mantovanelli e Ederaldo Pacini, foram convidados pelo ex-reitor para atuarem na Secretaria de Estado da Saúde.

Guido nasceu em 1935, em Cruzeiro do Sul (SP). Formou-se na Faculdade de Direito da Pontifícia Universidade Católica do Rio de Janeiro (PUC-RJ), cidade onde passou a morar aos 17 anos. Aos 48, em 1983, radicou-se em Campinas, onde foi procurador-chefe da Procuradoria Geral da Unicamp, na gestão de Pinotti na reitoria.

O mesmo Pinotti o convidaria para trabalhar como assessor jurídico da Secretaria de Estado da Saúde, e foi nessa condição que Guido participou ativamente da formulação do arcabouço legal do Suds, como antecessor do SUS.

Em maio de 1987, com a decisiva participação de Guido Ivan de Carvalho na formatação dos aspectos legais, Pinotti assina com o governo federal o convênio do Sistema Unificado e Descentralizado de Saúde (Suds), um pouco antes da edição, pelo presidente José

Sarney, do decreto federal n. 94.657, de 20 de julho de 1987, criando o Programa Suds. O decreto federal também teve a participação direta de Guido Carvalho em sua formulação.

O convênio com o governo federal foi assinado pelo ministro da Previdência, Raphael de Almeida Magalhães, e o presidente do Inamps, Hésio Cordeiro. O convênio estipulava a transferência, para a Secretaria de Estado da Saúde de São Paulo, dos recursos e das responsabilidades da saúde que eram do governo federal.

Pinotti foi rápido e assumiu ele mesmo o cargo de superintendente regional do Inamps. Com isso, foi possível que atividades antes a cargo da Previdência – como as de avaliação e controle, distribuição de guias de internação, gestão de (cinco) hospitais e pagamento de contas – fossem imediatamente assumidas pela Secretaria da Saúde.

Por sua vez, o convênio com o governo federal permitiu a implantação da municipalização da saúde em São Paulo, a partir de agosto de 1987, em pleno calor, portanto, dos debates na Constituinte e antecipando o futuro SUS. Essa ação em território paulista foi facilitada pela divisão do estado em 62 escritórios regionais, no final do governo anterior, de Franco Montoro, e com João Yunes na Secretaria da Saúde.

Um dos resultados da municipalização através do Suds foi que, entre 1987 e 1990, mais de 600 unidades de saúde foram construídas ou reformadas em São Paulo. Em 20 de maio de 1988, consolidando o processo anterior, o governador Quércia e o secretário Pinotti assinam o decreto estadual n. 28.410, reconhecendo no estado de São Paulo o Suds como o sistema de saúde estadual. No dia 27 de outubro, um novo decreto, de n. 29.059, dispõe sobre o atendimento integral à saúde pelas unidades básicas, no âmbito do Sistema Unificado e Descentralizado de Saúde do Estado de São Paulo (Suds/SP). O decreto estipulava:[2]

---

[2] Santos, 2007.

Artigo 1º A rede primária de saúde, inclusive aquela dos municípios integrantes e dos que vierem a integrar o Sistema Unificado e Descentralizado de Saúde do Estado de São Paulo – Suds/SP, deverá criar condições imediatas para que suas Unidades proporcionem atendimento integral a saúde da população, em sistema regionalizado e hierarquizado. Parágrafo único. Na rede primária de saúde o atendimento integral à população abrangerá:

a) atendimento imediato às necessidades de saúde sentidas pela população, que priorize a resolutividade, a qualidade e a visão integral do paciente, não ficando adstrita à reprodução de medicina apenas sintomática;

b) atendimento programado (programas de saúde) dirigido a grupos de risco, com prioridades estabelecidas local e regionalmente;

c) ações de vigilância epidemiológica e sanitária;

d) programas de intervenção epidemiológica nas áreas prioritárias e nos problemas considerados de Saúde Pública.

Artigo 2º O atendimento terá caráter resolutivo, responsabilizando-se a Unidade, de forma pragmática, pelo encaminhamento dos usuários a níveis superiores de complexidade.

Artigo 3º Aos Sistemas Unificados e Descentralizados de Saúde – Suds--Regionais compete assessorar, supervisionar a avaliar o cumprimento das normas estabelecidas pelo Sistema Unificado e Descentralizado de Saúde do Estado de São Paulo – Suds/SP, bem como a implantação do atendimento integral à saúde da população.

Os dois decretos foram formulados por Guido Carvalho. Ele foi o primeiro profissional da área a se identificar como advogado sanitarista. Trabalhou na Organização dos Estados Americanos (OEA), em Washington, e como consultor jurídico do Ministério da Educação (MEC) por mais de 15 anos. Também foi diretor do Instituto Nacional de Estudos e Pesquisas Educacionais Anísio Teixeira (Inep-MEC).

O Suds nos estados

O Suds também promoveu importantes transformações em outras unidades da federação. Caso de Alagoas, conforme relatado no *Proposta – Jornal da Reforma Sanitária*, número 6, de fevereiro de 1988. O jornal informa que, após a assinatura do convênio entre o governo estadual e o federal para a implantação do Suds, Alagoas recebeu um repasse de Cz$ 1,37 bilhão (de cruzados, moeda da época) entre julho e dezembro de 1987, sendo um quarto para isonomia salarial. O jornal cita o caso da adesão da cidade de Arapiraca ao Suds. No dia seguinte à unificação dos serviços, funcionários da Secretaria Municipal de Saúde encontraram em um armário 50 termômetros guardados. Até então, a temperatura dos pacientes era medida pelo método "mão na testa".

Em Maceió, seis meses após a implantação do SUS, a cidade foi dividida em cinco distritos sanitários, com 42 unidades ambulatoriais básicas e intermediárias. A implantação do Suds em Alagoas contou com o apoio técnico da Escola Nacional de Saúde Pública da Fiocruz.

Na Bahia, entre outras ações, a implantação do Suds permitiu a estruturação do Projeto Companheiro da Saúde, com a participação de lideranças comunitárias. Em março de 1988, mais de 70 mil pessoas moradoras em áreas de assentamento de reforma agrária, em 35 municípios, eram beneficiadas pelo projeto.

Foram múltiplas as ações, em todo o território nacional, viabilizadas no contexto da implantação do Suds, como preparação para a estruturação do SUS. O processo de implantação do Suds foi acompanhado de perto pelo *Proposta – Jornal da Reforma Sanitária*, uma publicação do projeto Radis – Reunião, Análise e Difusão de Informação sobre Saúde, desenvolvido pela Escola Nacional de Saúde Pública da Fiocruz entre 1987 e 1994. A publicação também acompanhou todos os debates na Constituinte e na fase de implantação do SUS pós-Constituinte.

A publicação mostrou como era desafiadora a implantação do Suds, como fase preparatória do SUS. Em sua edição número 15, de dezembro de 1988, o jornal *Proposta* documentou, por exemplo, o caso de desvio de verba do Suds pela Prefeitura Municipal de São José dos Campos, conforme denúncia da Comissão Interinstitucional Municipal de Saúde (Cims) local. O caso foi tratado pela publicação como emblemático da importância de participação e controle social na destinação de verbas públicas para a saúde.

Municípios aceleram protagonismo

O movimento que desaguou na criação do Suds, e que se refletia ao mesmo tempo nos debates na Assembleia Nacional Constituinte, foi fortalecido pela ação dos próprios municípios. Foi o caso dos eventos realizados em Londrina (PR), de 25 a 28 de março de 1987, com a participação de mais de 1.500 pessoas: o 4º Encontro Nacional dos Secretários Municipais de Saúde, o 5º Encontro Municipal do Setor Saúde e o 3º Encontro Paranaense de Secretarias e Departamentos Municipais de Saúde.

Nos eventos foi aprovada a Carta de Londrina, que reitera a importância estratégica da municipalização da saúde e cujo conteúdo naturalmente se refletiu nos debates na Constituinte. No documento, os municípios

> reafirmam, por um lado, a necessidade de unificação dos sistemas públicos de saúde em um só sistema, ao lado da implementação de políticas de recursos humanos, medicamentos e refinanciamento para o setor, conforme definição da 8ª Conferência Nacional de Saúde, e, por outro lado, a [necessidade de] modificação das atuais condições de vida e trabalho da população.[3]

[3] Radis, abr. 1987, p. 3.

Um passo fundamental, no sentido de aprofundar a luta pela municipalização da saúde, foi a criação em 12 de abril de 1988 do Conselho Nacional das Secretarias Municipais de Saúde (Conasems), uma ideia que vinha sendo gestada desde a 8ª Conferência Nacional de Saúde. O Conasems elegeu sua primeira diretoria e aprovou estatutos no 5º Encontro Nacional de Secretarias Municipais de Saúde, em Olinda (PE).

Desde a sua criação, o Conasems se tornou um ator político estratégico na definição e na execução das políticas públicas em saúde no Brasil, sempre lutando pelo fortalecimento do SUS e contra, portanto, as tentativas de seu enfraquecimento. Ao lado do Conass, o Conasems faria parte da Comissão Intergestores Tripartite, que, pela lei n. 8.080, de 10 de setembro de 1990, e pela lei n. 8.142, de 28 de dezembro de 1990, seria a responsável pela definição da destinação dos recursos do SUS.

Com a criação do Conasems, os municípios passaram a contar, enfim, com uma representação nacional, que passou a atuar como protagonista central no processo que se aprofundaria de municipalização da saúde no Brasil, no contexto do avanço civilizatório representado pelo Sistema Único de Saúde.

X
REGULAMENTAÇÃO
E IMPLANTAÇÃO DO SUS

Após a criação do Sistema Único de Saúde, pela promulgação do novo texto constitucional a 5 de outubro de 1988, teve início a fase de implantação do SUS no país, em paralelo à regulamentação de sua organização e de seu funcionamento mediante lei e atos infralegais. A regulamentação do SUS, assim como outros dispositivos constitucionais, era prevista nas Disposições Transitórias da Carta Magna.

Os municípios naturalmente se preocuparam e estiveram atentos na fase de regulamentação, acompanhando por exemplo a elaboração da Lei Orgânica do Sistema Único de Saúde. Esse foi um dos temas em discussão no 6º Encontro Nacional dos Secretários Municipais de Saúde, realizado em Porto Alegre (RS), de 4 a 7 de junho de 1989.

No evento foi aprovada a Carta de Porto Alegre, em que os municípios alertam para a necessidade de, na fase de regulamentação do SUS, garantir o controle social e a participação popular no processo. Diz o documento: "Esta é a questão decisiva, crucial, de toda a proposta. Sem ela o SUS está condenado à inviabilização pela falta do necessário respaldo popular, pela possibilidade dos descaminhos burocráticos e submissão ao clientelismo tradicionais".[1]

Na Carta de Porto Alegre, as Secretarias Municipais de Saúde também pediam critérios técnicos na destinação de recursos:

---

[1] Radis, jul. 1989, p. 3.

Queremos que o montante de recursos seja calculado não em função de acordos políticos partidários ou corporativos, mas de critérios como o populacional, perfil epidemiológico, capacidade instalada dos serviços de saúde, existência de serviços de referência regional nos municípios, renda *per capita* etc..

Durante o Encontro em Porto Alegre, ficou evidente o descontentamento dos municípios e também de outros atores quanto aos rumos do processo de implantação do SUS pelo governo federal da época, no caso, o governo de José Sarney, em seus últimos anos. No encerramento do evento, o então candidato a vice-presidente da República pelo Partido Comunista Brasileiro, Sergio Arouca, lamentou

a incapacidade deste governo que está aí em decidir de uma vez por todas a unificação do setor em um só Ministério, na falta de implantação de uma reforma universitária que atualize nossos profissionais com as modificações implementadas no sistema, na inexistência de uma política de ciência e tecnologia e de insumos que permita que o país avance na produção de medicamentos e equipamentos e na falta do estabelecimento de controle social em todos os níveis do sistema.[2]

A sucessão presidencial em 1989 de fato impactou o debate sobre a regulamentação do SUS. Os defensores do aprofundamento da reforma sanitária e da implantação do SUS, nos termos defendidos pelo movimento, procuraram encaminhar suas propostas aos candidatos na primeira eleição presidencial direta depois da ditadura militar.

Um debate com a participação de alguns desses candidatos aconteceu, por exemplo, durante o 2º Congresso Brasileiro de Saúde Coletiva e 3º Congresso Paulista de Saúde Pública, que levaram mais de 2.500 pessoas à Cidade Universitária, em São Paulo,

---

[2] *Idem*, p. 6.

entre 3 e 7 de julho de 1989. Participaram do debate o candidato à presidência pelo PCB, Roberto Freire, à vice-presidência pelo PDT, Fernando Lyra, e à vice-presidência pelo PMDB, Waldir Pires. O candidato Paulo Maluf (PDS) não aceitou o convite para participar, Luiz Inácio Lula da Silva (PT) e Guilherme Afif Domingos (PL) justificaram ausência, e Mário Covas (PSDB) prometeu participar, mas não compareceu.

Os candidatos presentes se comprometeram a lutar pela implantação do SUS nos termos propostos pelo movimento da reforma sanitária. A Carta de São Paulo reiterou a defesa desses termos. Em outro debate durante o evento, Eleutério Rodriguez Neto, outro importante ator do movimento pela reforma sanitária, membro do Núcleo de Estudos de Saúde Pública da UnB, lamentou a demora do governo federal em encaminhar a proposta da Lei Orgânica do SUS para exame do Congresso Nacional. O prazo para esse encaminhamento havia expirado em 5 de abril de 1989.

Enquanto o governo demorava a encaminhar a proposta de Lei Orgânica do SUS ao Congresso, o que ocorreria em julho de 1989, apareciam os sinais das dificuldades para a implantação do Sistema Único de Saúde. O Inamps do Rio de Janeiro, por exemplo, resistia à unificação, conforme denunciou o próprio secretário estadual da Saúde, José Noronha, ao *Proposta – Jornal da Reforma Sanitária*, na edição número 18, de setembro de 1989.

Nesse mês de setembro de 1989, a Comissão de Saúde da Câmara já analisava quatro propostas de Lei Orgânica da Saúde. Uma do governo federal, outra da própria Comissão (de autoria de seu presidente, Raimundo Bezerra, do PMDB-CE), outra do deputado Eduardo Moreira (PMDB-SC) e a última de Roberto Jefferson (PTB-RJ). As propostas seriam unificadas pelo relator da matéria, o deputado Geraldo Alckmin (PSDB-SP). A Plenária Nacional de Saúde, que na prática mantinha a mobilização iniciada na 8ª Conferência Nacional de Saúde e que teve continuidade na Comissão Nacional da

Reforma Sanitária e na Constituinte, tinha a sua proposta, elaborada por Eleutério Rodriguez Neto, da UnB.

No dia 24 de outubro de 1989, o deputado Geraldo Alckmin apresentou seu substitutivo à Comissão de Saúde da Câmara. Entre outros pontos, o texto transferia imediatamente a estrutura do Inamps para o Ministério da Saúde. No dia 6 de dezembro, a Comissão de Saúde aprovou o substitutivo, que passou a ser então examinado pela Comissão de Finanças da Câmara. O texto foi aprovado depois de muita polêmica e forte pressão, entre outros, de um grupo que queria manter intacta a estrutura do Inamps.

O início do debate da Lei Orgânica do SUS transcorreu, assim, no Congresso Nacional em pleno período eleitoral, eleições que consagrariam a vitória de Fernando Collor de Mello, do minúsculo PRN, para a Presidência da República, ganhando do candidato do PT, Luiz Inácio Lula da Silva, em segundo turno. Havia uma grande preocupação sobre os rumos da Lei Orgânica desde então.

Tentando manter a mobilização em favor da plena implantação do SUS, vários atores se posicionaram no início de 1990. Entre 12 e 15 de fevereiro, reuniram-se por exemplo em Salvador (BA) os Núcleos de Estudo em Saúde Coletiva (Nescs) do Nordeste. Eles decidiram criar uma rede para assessorar os municípios a implantar o SUS na região.

A Lei Orgânica da Saúde acabou sendo aprovada pelo Congresso e foi sancionada com vetos pelo presidente Fernando Collor de Mello no dia 19 de setembro de 1990. Nove dos 55 artigos foram vetados integralmente, e cinco, de forma parcial. Um dos vetos foi o do artigo 11, sobre a Conferência e Conselhos de Saúde.

Assim foi aprovada a lei federal n. 8.080, de 19 de setembro de 1990, denominada comumente como Lei Orgânica da Saúde. Houve forte reação aos vetos por parte da Plenária da Saúde e de muitos parlamentares. Teve início uma negociação com o ministro da Saúde, Alceni Guerra, no sentido de retomada de alguns pontos defendidos pelo movimento da reforma sanitária.

A decisão de retomar somente dois artigos revogados, o da transferência de recursos da união aos estados e municípios e o da participação social, deveu-se a estudo elaborado e apresentado pela advogada sanitarista Lenir Santos em um seminário na Faculdade de Saúde Pública de São Paulo, com enorme participação de público e com a participação de Adib Jatene. No estudo e na apresentação, Lenir expôs os argumentos jurídicos de que esses dois artigos não poderiam ter sido vetados por terem origem constitucional. A partir daí foi iniciada a negociação que daria origem à lei federal n. 8.142, cuja formulação teve grande participação de Guido Carvalho e de seu irmão Gilson Carvalho.

A negociação foi vitoriosa, e a Conferência Nacional de Saúde e o Conselho Nacional de Saúde foram recuperados. O cerne da questão continuou sendo o do repasse de recursos, sobretudo para os municípios.

O tema foi central no 7º Encontro Nacional dos Secretários Municipais de Saúde, de 9 a 12 de dezembro de 1990, em Fortaleza. O evento promovido pelo Conasems reiterou a defesa da municipalização.

No dia 28 de dezembro de 1990, o presidente Collor sancionou a lei n. 8.142, dispondo sobre a participação e o controle social no SUS. Estava concluída a primeira etapa do arcabouço legal para a implantação do SUS. Ainda era fundamental, contudo, a vontade política do governo federal para efetivamente compartilhar poder e dinheiro com estados e municípios.

A regulamentação de como seriam repassados os recursos do SUS ocorreria efetivamente através da resolução n. 258 do Inamps, de 7 de janeiro de 1991, que aprovou a primeira NOB-SUS (Norma Operacional Básica). Depois foi editada a portaria n. 1.180, de 22 de julho de 1991, criando a Comissão Técnica, com representantes do governo federal, dos estaduais através do Conass e dos municípios através do Conasems. A Comissão Intergestores Tripartite, por sua vez, foi mencionada na primeira NOB, mas não foi implantada, vindo a se tornar realidade com a NOB de 1993.

Foram igualmente constituídas, pela NOB de 1993, as Comissões Bipartites estaduais, com a participação de representantes dos governos estaduais e dos municípios, também com papel na distribuição dos recursos do SUS.

Outras normas legais

A implantação efetiva do SUS ainda aconteceria depois de novas normativas legais. Caso das Normas Operacionais Básicas (NOBs) regulamentando o processo de descentralização no SUS.

A NOB n. 1, de 1991, por exemplo, procurou sistematizar o processo de descentralização da gestão do sistema e dos serviços e criar um esquema de transição, com diferentes níveis de responsabilidades para os estados e municípios (e, consequentemente, para o próprio governo federal). O advogado Guido Carvalho e o médico Gilson Carvalho tiveram importante participação em sua elaboração. Gilson Carvalho criou inclusive um "refrão" para essa NOB, segundo o qual a norma representava "a ousadia de cumprir e fazer cumprir a lei".

Guido Carvalho também elaborou a minuta da lei n. 8.689, de 27 de julho de 1993, dispondo sobre a extinção do Inamps, e dando outras providências. Em 1994, Guido Carvalho foi o criador, com a advogada sanitarista Lenir Santos, da primeira oficina de trabalho que discutiu as questões jurídicas do SUS, em Brasília, com a participação de oito juristas. A oficina foi realizada em conjunto com o Conselho Nacional de Saúde.

Ele também formulou a minuta do decreto n. 1.232, de 30 de agosto de 1994, dispondo sobre as condições e a forma de repasse regular e automático de recursos do Fundo Nacional de Saúde para os fundos de saúde estaduais, municipais e do Distrito Federal, e dando outras providências. Em 1995, Guido participou da elaboração do decreto federal n. 1.651, regulamentando o Sistema Nacional de Auditoria no âmbito do Sistema Único de Saúde.

Anteriormente, Guido Carvalho tivera intensa e importante participação na elaboração da lei n. 8.080, conforme projeto encaminhado pelo governo federal ao Congresso Nacional. Os arquivos da construção do arcabouço jurídico inicial do SUS estavam no Idisa, que os doou para o projeto da Universidade de Brasília sobre os sanitaristas do SUS.

Outros passos legais

Ao longo da década de 1990, em sintonia com a consolidação do processo de democratização do país, foram dados novos passos na arquitetura legal do SUS. Muito contribuiu nesse sentido a criação em 1995 do Instituto de Direito Sanitário Aplicado (Idisa), por Guido Ivan de Carvalho, Lenir Santos e outros advogados, juristas e médicos.

As sementes do Idisa foram lançadas em 1987, quando Guido criou a assessoria jurídica da Comissão Interinstitucional de Saúde (CIS) da Secretaria de Estado da Saúde de São Paulo. Em 1992, Guido Ivan de Carvalho e Lenir Santos, formada em direito pela Uerj e estabelecida desde a década de 1980 em Campinas, para trabalhar na Unicamp, assinaram o primeiro livro de direito sanitário no Brasil, *Comentários à Lei Orgânica da Saúde*.

Em sequência, vieram as normativas legais para assegurar o funcionamento do SUS. As novas peças jurídicas apontavam sempre para o fortalecimento da municipalização, e nesse processo foi decisivo o papel do Conasems.

Um dos destaques na trajetória do Conasems é o médico sanitarista José Enio Servilha Duarte. Diplomado em 1964 pela Faculdade de Medicina da USP, participou do "curso curto" promovido pelo secretário de Saúde de São Paulo, Walter Leser. Em 1973, Enio começou a carreira de sanitarista no Estado, que havia sido criada pelo próprio Leser.

José Enio Servilha Duarte foi um dos pilares do processo de municipalização do SUS, sobretudo no estado de São Paulo, após a criação do Sistema Único de Saúde em 1988. Participou ativamente do Conasems e do Conselho de Secretários Municipais de Saúde de São Paulo (Cosems). Em 2008, na edição especial do *BIS – Boletim do Instituto de Saúde*, sobre os 20 anos do SUS, Enio resumiu a sequência do processo de municipalização, desde a edição da Lei Orgânica da Saúde e da NOB n. 1: "O desenvolvimento do SUS, a partir das Leis Orgânicas da Saúde, se deu pautado pelas Normas Operacionais Básicas (NOBs)".[3]

Enio prossegue, evidenciando a importância da NOB/93 (que teve o médico Gilson Carvalho como o grande formulador) e das seguintes no processo de municipalização:

> A NOB/93 é o marco do surgimento do município como gestor do sistema local de saúde, como determinado pela Constituição e apesar de relativamente poucos terem assumido a gestão semiplena, os que a assumiram e passaram a receber recursos fundo-a-fundo, e não por convênio, tiveram grandes avanços nos seus sistemas, com grandes benefícios para as populações abrangidas. Surgiram os primeiros exemplos "do SUS que dá certo".[4]

De fato, em 2003 o Conasems lançaria a Mostra Brasil Aqui Tem SUS, para destacar as práticas exemplares nos municípios, propiciadas pela consolidação e pela expansão do Sistema Único de Saúde. As Mostras passaram a ser realizadas nos Congressos anuais do Conasems, sempre com grande participação das Secretarias Mu-

---

[3] Boletim do Instituto de Saúde, 2008, p. 21.

[4] *Idem, ibidem.*

nicipais de Saúde. Na prática, era a multiplicação das experiências iniciadas em Campinas, Londrina, Niterói e outros municípios na década de 1970.

Em seu artigo para o *BIS* dos 20 anos do SUS, Enio Servilha Duarte continua, na síntese da trajetória de normativas legais consolidando o Sistema:

> A NOB/96 permitiu uma aceleração da organização e assunção pelos municípios de seus sistemas de saúde ao instituir as gestões plena da atenção básica e plena do sistema, bem como, ao propor a Programação Pactuada Integrada (PPI), trouxe a discussão da regionalização, prevista na Constituição e na lei 8.080/90, que deve ser implementada pelos municípios e pelos estados. O Piso da Atenção Básica (PAB) foi uma proposta interessante, talvez a mais importante da NOB/96. Pela primeira vez, tivemos o repasse *per capita*, o que muito contribuiu para o avanço e a qualificação da atenção básica, junto da estratégia de Saúde da Família e dos Agentes Comunitários de Saúde. Entretanto, se com esta NOB tivemos avanços significativos na Atenção Básica, na regionalização muito pouco se avançou.[5]

Enio salienta ainda que, com a mudança do Ministério da Saúde, em 2003, no primeiro governo de Luiz Inácio Lula da Silva, "a nova equipe passou, em articulação com os secretários estaduais e municipais de Saúde, a discutir o SUS pós-NOBs, que culminou com a construção do Pacto pela Saúde em 2006".

E, complementando o artigo, Enio comenta a importância do Pacto pela Saúde:

> O Pacto pela Saúde acabou com a rigidez dos modelos de regionalização da Noas [Norma Operacional de Assistência à Saúde], permitindo modelos que se adaptem às diferentes regiões do país, deu mais poder às

---

[5] *Idem, ibidem.*

CIB [Comissões Intergestores Bipartites], estabeleceu como pressuposto a relação solidária e não hierárquica entre os entes, iniciou o processo de unificação do recurso federal, avançou na definição de responsabilidades de cada ente e, entre tantos outros avanços, a proposta dos Colegiados de Gestão Regionais, que considero a mais importante e estrutural do Pacto.[6]

Posteriormente, em 28 de junho de 2011, a edição do decreto n. 7.508, que regulamentou a lei n. 8.080, representou o fim das regulamentações por portarias. O decreto de 2011 foi fundamental para fechar o ciclo. A responsável por sua elaboração foi a advogada sanitarista Lenir Santos, ainda na gestão do ministro José Gomes Temporão, embora o decreto tenha sido publicado na gestão seguinte, do ministro Alexandre Padilha, no governo de Dilma Rousseff.

Foram quase 20 anos, enfim, para que o arcabouço legal/ institucional do SUS estivesse implantado.[7] Sempre com a mobilização de estados e municípios para seu aprimoramento e para enfrentar os golpes frequentes nos recursos para a saúde no âmbito do SUS. Mas a essência do Sistema Único de Saúde seria mantida e aprofundada, em seus princípios de equidade, descentralização e universalidade. Uma vitória da cidadania, uma conquista civilizatória como poucas na história humana recente.

Uma conquista da sociedade brasileira, pelo esforço coletivo de muitos atores, como resultado de uma trajetória multissecular de luta pela saúde pública, geralmente em resposta a surtos epidêmicos de diferentes naturezas e, claro, com a participação especial de algumas pessoas em particular. A relevância do SUS como grande instrumento de defesa da vida dos brasileiros e das brasileiras ficaria evidente na mais grave crise sanitária em mais de um século, a pandemia de covid-19, desde março de 2020.

---

[6] *Idem, ibidem.*
[7] Toda a sequência de normas legais sobre o SUS está no livro: Santos, 2007.

XI
AS NOVAS POLÍTICAS
DO SANGUE E DA SAÚDE MENTAL

De forma paralela ao movimento da reforma sanitária, que resultou na criação do Sistema Único de Saúde, outras lutas importantes na área da saúde pública foram travadas a partir das décadas de 1970 e 1980. Foram os casos da luta por uma nova política na área de coleta e transfusão de sangue e na área da reforma antimanicomial.

Nessas duas situações também se movimentaram médicos e outros profissionais de saúde, além de lideranças políticas e organizações. As duas lutas também foram vitoriosas, e tanto a nova política para o sangue quanto a área da saúde mental passaram a ser igualmente tratadas no âmbito do SUS. São questões especiais, que merecem destaque.

Uma nova política pública para o sangue

A edição número 13 do *Proposta – Jornal da Reforma Sanitária*, da Fiocruz, de outubro de 1988, apresentou vários depoimentos sobre a então recente promulgação da nova Constituição brasileira, incluindo o capítulo da Saúde. Um desses depoimentos foi o do presidente da Fiocruz e um dos expoentes do movimento da reforma sanitária, Sergio Arouca.

O médico não teve dúvidas em afirmar que o dispositivo incluído no novo texto constitucional, proibindo todo tipo de comercialização na coleta, no processamento e na transfusão de sangue e seus derivados, representou "uma das maiores vitórias da luta da saúde na Constituinte".

Arouca complementou evidenciando que "o debate deste tema envolveu um dos maiores *lobbies* de pressão sobre os constituintes pelos grupos interessados na manutenção da comercialização do sangue".

De fato, foi longa e intensa a trajetória até a aprovação da nova Constituição, proibindo a mercantilização do sangue no Brasil. Até a década de 1970, a área era dominada pelos bancos de sangue particulares, que forneciam os insumos para hospitais e outras unidades de saúde. O cidadão comum também podia receber pelo sangue doado a alguns bancos de sangue.

Em 1977, um passo importante para a criação de um programa público nacional foi dado com criação em Recife do Hemocentro de Pernambuco (Hemope), por iniciativa do médico Luiz Gonzaga dos Santos. Ele havia sido o primeiro bolsista de uma cooperação franco-brasileira em hemoterapia, iniciada em 1961.

Nas instituições francesas onde estudou, Luiz Gonzaga dos Santos dilatou seus conhecimentos no setor, em um país que sempre foi referência, e foi este o começo de uma cooperação que seria relevante no processo de estruturação do Hemope.

Implantado o Hemope, Santos foi convidado pelo governo federal a implantar hemocentros semelhantes, de caráter público, em outras partes do território nacional, como parte do Programa Nacional de Sangue e Hemoderivados, o Pró-Sangue. O médico recebeu na época total apoio do governo militar, porque o assunto era tratado na ótica da segurança nacional, ao envolver a questão do sangue.

Ao mesmo tempo, a Sociedade Brasileira de Hematologia e Hemoterapia, sob a presidência de Celso de Campos Guerra, começava uma forte campanha nacional pela doação voluntária de sangue. Foi uma enorme vitória da sociedade a proibição da doação remunerada de sangue, fato que permanece até os dias de hoje. Esse fato foi altamente relevante e decisivo reforço ao movimento contra a comercialização do sangue e seus componentes, movimento que seria vitorioso na Assembleia Nacional Constituinte.

Enquanto isso, Luiz Gonzaga dos Santos prosseguia em seu intenso trabalho no Pró-Sangue, ao lado de uma equipe integrada pelo engenheiro Fernando Brasileiro e pela pedagoga Norma Gouveia, pós-graduada em Planejamento, que seria futuramente esposa de Gonzaga. Esse grupo chegou a viajar mais de 700 horas de avião por todo o Brasil para ajudar a implantar hemocentros, em especial em capitais estaduais e em alguns polos regionais.

Um dos hemocentros públicos instalados foi o de Botucatu, no interior de São Paulo. O processo em Botucatu era conduzido pelos médicos Jordão Pellegrino Júnior e Paulo de Abreu Machado. Em uma das reuniões em Botucatu, Pellegrino informou a Gonzaga que um outro grupo estava havia algum tempo se movimentando pela instalação de um hemocentro em Campinas, vinculado à Unicamp.

O chefe do Pró-Sangue manteve então contato com o médico Carmino de Souza, que liderava a mobilização em Campinas. Em um almoço que teve a participação de Gonzaga, sua futura esposa Norma Gouvea e Carmino de Souza, foi desenhado, em um guardanapo de papel, o esboço de como funcionaria o futuro Hemocentro da Unicamp.

A mobilização coordenada por Carmino de Souza tinha evoluído a partir de conversas nos corredores da Santa Casa de Campinas, onde ainda estava instalada a Faculdade de Medicina da Unicamp, enquanto estava sendo montado o *campus* no distrito de Barão Geraldo.

Um passo importante foi dado quando Rogério de Jesus Pedro se lançou candidato à chefia do Departamento de Clínica Médica da

Faculdade de Medicina. O seu programa de gestão incluía a criação de um hemocentro de caráter universitário ligado ao Departamento de Clínica Médica da FCM-Unicamp.

Carmino de Souza lembra: "Havia uma forte pressão contra a criação do hemocentro, por parte dos proprietários de bancos de sangue privados de Campinas. Foi uma luta grande, mas o reitor José Aristodemo Pinotti bancou o nosso trabalho, e o hemocentro foi criado".[1]

Também havia resistências dentro da própria universidade, que, no entanto, foram superadas. Em novembro de 1985, o reitor Pinotti nomeou Carmino o responsável pela implantação do Hemocentro da Unicamp, como coordenador da disciplina de Hematologia no Departamento de Clínica Médica.

O projeto já estava pronto desde outubro e, em 25 de novembro de 1985, data em que é lembrado o Dia do Doador de Sangue, foi criado oficialmente o Hemocentro da Unicamp, por portaria assinada por Pinotti. Havia, entretanto, o desafio de instalação rápida do Hemocentro, para coincidir com o início das operações do Hospital de Clínicas da Unicamp, em razão do término do convênio com a Santa Casa de Misericórdia de Campinas. De novo, Carmino se recorda: "Não podíamos errar, pois do contrário o projeto poderia naufragar. Houve um trabalho enorme, 24 horas por dia, sete dias por semana, mas acabou dando tempo para a instalação do Hemocentro".[2]

Foi assim garantido o fornecimento de sangue para a primeira cirurgia realizada no novo Hospital de Clínicas da Unicamp, de uma úlcera péptica, no dia 15 de março de 1986. A cirurgia foi conduzida pelos médicos Luiz Sérgio Leonardi e Mário Mantovani.

O Hemocentro da Unicamp foi efetivamente instalado, com o apoio do Pró-Sangue coordenado por Luiz Gonzaga dos Santos, e do

---

[1] Carmino de Souza, depoimento pessoal.
[2] *Idem.*

então secretário municipal de Saúde de Campinas, Nelson Rodrigues dos Santos. O mesmo "Nelsão" que naquele momento participava das articulações das Secretarias Municipais de Saúde de todo o Brasil, visando incidir nas discussões da Assembleia Nacional Constituinte, a qual seria eleita no final de 1986.

Carmino de Souza coordenou o Hemocentro da Unicamp de 1986 a 1993. Em 1990 foi inaugurado o prédio próprio da unidade, construído com recursos do BNDES. A experiência no Hemocentro foi essencial para o convite que Carmino de Souza recebeu, do já secretário estadual da Saúde do Estado de São Paulo, José Aristodemo Pinotti, para coordenar o Programa de Sangue do Estado de São Paulo, que se tornou uma referência para o Brasil, no momento em que estava no auge a pandemia da Aids.

A instalação de hemocentros como o da Unicamp foi de fato vital para o combate de forma adequada à transmissão do vírus HIV através do sangue e de seus componentes. Por sua vez, o enfrentamento à pandemia da Aids contribuiu para o fortalecimento da ideia de extinção da comercialização do sangue no Brasil.

O Programa Estadual de DST/Aids havia sido criado em São Paulo em 1983, momento em que o avanço da pandemia causava um grande pânico na sociedade. No âmbito dos profissionais da saúde e da ciência em geral, ficava cada vez mais evidente que era necessário um rígido monitoramento das transfusões de sangue como medida estratégica no enfrentamento da Aids.

Havia crescido de forma assustadora, por exemplo, o número de casos de transmissão do HIV entre portadores de hemofilia, justamente durante as transfusões de componentes do sangue. Daí a urgência de estruturação de hemocentros com rígidos parâmetros e ferramentas de controle, ao mesmo tempo em que se tornava fundamental o fim do comércio do sangue.

Foi nesse contexto que se deu o debate sobre o comércio de sangue na Assembleia Nacional Constituinte. Como Sergio Arouca evidenciou em sua entrevista ao *Proposta – Jornal da Reforma Sanitária*, da Fiocruz, houve efetivamente uma forte pressão dos grupos privados contra a proibição do comércio de sangue. Mas os defensores do fim da comercialização foram vencedores, e a nova Constituição incluiu o veto a qualquer modalidade de comercialização na coleta, no processamento e na transfusão de sangue e seus derivados.

A nova Constituição é de 5 de outubro de 1988. Naquele mesmo mês, Carmino de Souza foi convidado por Pinotti para coordenar o Programa de Sangue de São Paulo. Carmino comenta: "Era uma sexta-feira à tarde, muito chuvosa, quando Pinotti me telefonou. Eu já me imaginava na marginal de São Paulo com aquela chuva".[3]

A viagem foi bem-sucedida, e Carmino foi recebido na antessala do gabinete de Pinotti pelo seu chefe de gabinete, o médico sanitarista José Enio Duarte Servilha, o mesmo que teve papel determinante no fortalecimento do Cosems-SP e do Conasems.

Carmino aceitou o convite de Pinotti, que também pediu a implantação de uma forte campanha de estímulo às doações voluntárias de sangue. Era uma medida essencial para justificar o que estava escrito no novo texto constitucional.

Foi assim criado o Programa Estadual de Hematologia e Hemoterapia de São Paulo. Para sua instalação, organizou-se o Grupo Especial de Programa – Gepro. O propósito era descentralizar e regionalizar a política de sangue, no espírito do Sistema Único de Saúde criado pela nova Constituição.

Profissionais que haviam atuado na instalação de hemocentros no interior, como Jordão Pellegrino Júnior, em Botucatu e Campinas, Dimas Covas, em Ribeirão Preto, Júlio Roberto Correa, em Marília, e Paulo de Abreu Machado, também em Botucatu, integraram o Gepro. Cada coordenador regional tinha "autonomia de voo" para desenvolver e implantar o trabalho em sua área de abrangência.

---

[3] *Idem.*

Naquele momento, estimava-se que menos de um terço das transfusões sanguíneas ocorridas em São Paulo tinha um controle sorológico apropriado. Cerca de 40% eram controladas por *pool* de amostras, e 30% não tinham nenhum controle. Com esses indicadores, explicava-se o grave panorama em termos de contaminação de pacientes, principalmente os hemofílicos, pelo HIV.

O Programa evoluiu, foram fortalecidos os hemocentros e instaladas 32 unidades sorológicas pelo estado. As universidades públicas paulistas (USP, Unicamp e Unesp) foram fundamentais no apoio ao trabalho.

Novos métodos foram implantados, os 600 bancos de sangue de São Paulo passaram a ter um rígido acompanhamento. Além de impactar na expressiva diminuição da transmissão do HIV via transfusão, o Programa acabou contribuindo para o enfrentamento de doenças como sífilis, Chagas, hepatite B e futuramente o vírus C da hepatite.

O Programa Estadual de Hematologia e Hemoterapia de São Paulo se consolidou como uma referência para o Brasil. A partir dele foi estruturada a Hemorrede de São Paulo, inspiração para outros estados. Desde então a questão do sangue e seus derivados se tornou um dos mais importantes ramos da saúde pública no país, no âmbito do Sistema Único de Saúde.

Uma revolução na saúde mental

Enquanto estava sendo escrita a nova Constituição brasileira, que no setor da saúde resultaria na consagração das teses defendidas pelo movimento da reforma sanitária, também evoluía uma outra mobilização, que se tornaria igualmente vitoriosa. Era a luta por uma completa revolução na área da saúde mental, historicamente marcada por tristes episódios de violência, de enorme crueldade contra os portadores de distúrbios, tendo os manicômios como a mais tenebrosa imagem.

O movimento antimanicomial brasileiro foi muito influenciado pelas ideias do psiquiatra italiano Franco Basaglia, que conduziu experiências pioneiras na década de 1960 nas cidades de Trieste e Gorizia. Basaglia propunha novos métodos de terapia para os pacientes, buscando a sua completa reintegração social, com o fim da sua "institucionalização" – na realidade, de sua reclusão em verdadeiros centros de horror que eram os manicômios durante séculos.

As ideias de Basaglia se propagaram e encontraram um número cada vez maior de adeptos, inclusive no Brasil, entre os profissionais do setor da saúde e cientistas e ativistas de modo geral. Desde 1973, a própria Organização Mundial da Saúde passou a recomendar as novas abordagens propostas pelo psiquiatra italiano.

Eram cada vez mais inconcebíveis realidades como a do Centro Hospitalar Psiquiátrico de Barbacena (MG), que funcionou de 1903 até 1996, onde teriam falecido mais de 60 mil pessoas, internadas em várias situações. O cenário de terror ocorrido em Barbacena foi depois contado em detalhes pela jornalista Daniela Arbex no livro *Holocausto brasileiro*, de 2013.

Um fato marcante na trajetória do movimento antimanicomial brasileiro foi o relatório divulgado em 1978 por profissionais da Divisão Nacional de Saúde Mental (Dinsam) do Ministério da Saúde, denunciando as péssimas condições na grande maioria dos hospitais psiquiátricos do país. O resultado foi que grande parte dos profissionais que fizeram a denúncia foi demitida.

Em 1979, entretanto, foi criado o Movimento dos Trabalhadores em Saúde Mental (MTSM), que a partir de então foi um dos grandes protagonistas do movimento antimanicomial. O MTSM caminhava, portanto, de forma paralela ao movimento da reforma sanitária, com o mesmo sentido de considerar cada brasileiro como cidadão merecedor da melhor atenção pública em saúde possível.

No mês de maio de 1987, pouco antes da eleição da Assembleia Nacional Constituinte, no mesmo panorama de grandes expectativas na sociedade brasileira por mudanças profundas na área da saúde, foi realizado em Bauru (SP) o 1º Congresso Nacional de Trabalhadores da Saúde Mental. Em função do evento em Bauru, o dia 18 de maio é considerado o Dia da Luta Antimanicomial.

De forma paralela ao processo constituinte, as ideias de mudanças profundas na área da saúde mental evoluíram até a apresentação em 12 de setembro de 1989, pelo deputado federal Paulo Delgado (PT-MG), do projeto de lei n. 3.657/1989, dispondo sobre a extinção progressiva dos manicômios e sua substituição por outros recursos assistenciais e regulamentando a internação psiquiátrica compulsória.

Com o forte apoio dos profissionais e das organizações do setor de saúde mental, e alimentado pelo cenário positivo de renovação deflagrado com a criação do SUS, o projeto de Delgado evoluiu rapidamente nas diferentes instâncias da Câmara dos Deputados, sendo aprovado em redação final no dia 14 de dezembro de 1990. Pouco tempo depois, portanto, da promulgação da Lei Orgânica da Saúde, a Lei do SUS.

No mesmo dia, o projeto foi encaminhado ao Senado Federal, onde aconteceriam novos embates. A tramitação da matéria durou quase uma década no Senado, que aprovou um substitutivo a 28 de janeiro de 1999. O texto voltou então à Câmara, que finalmente o aprovou, com algumas alterações, no dia 27 de março de 2001, quando foi encaminhado à sanção presidencial.

No dia 6 de abril de 2001, o presidente Fernando Henrique Cardoso e os ministros José Serra, José Gregori e Roberto Brant assinam a lei n. 10.216, dispondo sobre a proteção e os direitos das pessoas portadoras de transtornos mentais e redirecionando o modelo assistencial em saúde mental. É a Lei Paulo Delgado, assim conhecida em homenagem ao autor do projeto inicial.

A lei n. 10.216 garante tratamento equitativo a qualquer brasileiro e afirma, em seu artigo 3º, que é:

> responsabilidade do Estado o desenvolvimento da política de saúde mental, a assistência e a promoção de ações de saúde aos portadores de transtornos mentais, com a devida participação da sociedade e da família, a qual será prestada em estabelecimento de saúde mental, assim entendidas as instituições ou unidades que ofereçam assistência em saúde aos portadores de transtornos mentais.

Por sua vez, o artigo 4º estabelece que "a internação, em qualquer de suas modalidades, só será indicada quando os recursos extra-hospitalares se mostrarem insuficientes". Estava sacramentada em lei a ideia da desinstitucionalização, tema basilar da luta antimanicomial no Brasil.

Como resultado da lei n. 10.216, em 2002 o Ministério da Saúde determinou a criação dos Centros de Atenção Psicossocial (Caps). Seriam os espaços de acolhimento dos pacientes de saúde mental, em condições extra-hospitalares. A intenção era a desativação progressiva dos hospitais psiquiátricos ainda existentes, nas condições de tratamento institucional. Em 2020 existiam 2.661 Caps espalhados pelo território nacional. O tratamento de pacientes com quadro clínico agudo, por sua vez, passou a ser feito com a disponibilização de leitos em hospitais gerais. Em 2020 eram 1.622 leitos, distribuídos por 305 hospitais gerais pelo país. Toda essa estrutura, de Caps, leitos em hospitais gerais e Unidades de Acolhimento (destinadas a pessoas com necessidades derivadas do uso de *crack*, álcool e outras drogas), passou a operar no âmbito do Sistema Único de Saúde.

A efetiva operação dessa nova realidade em saúde mental no Brasil não aconteceu, claro, de modo imediato e automático. A demora na tramitação do projeto de Paulo Delgado no Senado Federal confirma as resistências que segmentos mais conservadores mantinham em relação ao que estava sendo proposto.

Pesou na aprovação final do projeto, e na vitória de boa parte do que vinha defendendo o movimento antimanicomial, a experiência prática vivenciada em algumas instituições brasileiras, que já vinham, antes da consagração em lei, executando processos de desinstitucionalização. Um desses casos, devidamente reconhecido, foi o do Centro Cândido Ferreira, de Campinas.

O caso de Campinas

No dia 17 de abril de 1921 foi lançada a pedra fundamental da instituição originalmente intitulada Hospício de Dementes e que depois seria batizada de Sanatório Dr. Cândido Ferreira. A exemplo da maioria das entidades na área da saúde de Campinas, a montagem da instituição foi possível por uma grande mobilização comunitária, com a participação de personalidades como Sílvia Ferreira de Barros e os jornalistas Leopoldo Amaral e José Villagelin Júnior, que integravam a representação local do jornal *O Estado de S. Paulo*. Algo semelhante ao que ocorreria depois com a campanha que resultou na criação da Faculdade de Medicina e da própria Unicamp.

Por iniciativa dos jornalistas, acabou sendo criada uma sociedade para viabilizar a construção do sanatório. A 14 de abril de 1924 aconteceria a inauguração dos dois primeiros pavilhões (D. Sílvia Ferreira de Barros e D. Ana Leonísia do Amaral Camargo) da instituição, instalada em uma chácara comprada pela sociedade de beneméritos em área da Fazenda Palmeiras, no distrito de Sousas.[4]

Inaugurado com a presença do presidente do estado (correspondente ao atual governador), Washington Luís, o sanatório depois

[4]   Paula, 1952, p. 480.

receberia quatro novos pavilhões, sendo finalmente batizado de Cândido Ferreira. O sanatório prestaria enormes serviços na área de saúde mental, servindo de sede, a partir da década de 1990, de importantes inovações em sua área, na linha de humanização cada vez maior dos tratamentos psiquiátricos no país. Conduzindo essa experiência estava o psiquiatra Willians Valentini Júnior, em parceria com a psicóloga Cenise Monte Vicente. Os dois puderam colocar em prática as ideias do movimento da reforma sanitária, do qual participaram desde os seus primórdios.

Enquanto evoluíam as discussões que resultariam no movimento da reforma psiquiátrica, um grupo de profissionais da área se reunia em seus próprios consultórios para aprofundar o debate sobre o tema, inspirados pelas iniciativas em curso na Itália. Eram os próprios Willians e Cenise e também nomes como Ana Pitta, Edith Seligmann e, depois, o argentino Antonio Lancetti, que se exilou no Brasil durante a ditadura militar em seu país.

O grupo se autointitulou Rede de Alternativas à Psiquiatria, que criticava o que denominava de *psiquiatria repressiva*. Em 1975, membros da Rede foram alunos de Michel Foucault, durante a estadia do lendário pensador francês em São Paulo.

Uma data marcante para o grupo e para todo o Brasil no período foi 25 de outubro de 1975, dia em que o jornalista Vladimir Herzog foi assassinado em dependências do DOI-Codi em São Paulo. Dois dias depois Herzog é enterrado, e uma greve eclode na USP. Durante uma concentração dos estudantes, Foucault, que havia chegado ao Brasil a 5 de outubro, lê um texto sobre a morte de Herzog.

No dia 31 daquele mês, uma cerimônia ecumênica na Catedral da Sé, centro da capital paulista, concelebrada pelo cardeal dom Paulo Evaristo Arns, pelo pastor presbiteriano Jaime Wright e pelo rabino Henry Sobel, mobilizou milhares de pessoas. Cenise Monte Vicente e outros integrantes da Rede de Alternativas à Psiquiatria estavam presentes, assim como o próprio Foucault, o autor cuja obra também alimentou as discussões sobre a urgência de reformas nas políticas públicas de saúde mental.

Como aconteceu com o movimento pela reforma sanitária, esses eventos confirmaram a intersecção entre o movimento da reforma psiquiátrica e a luta contra a ditadura. No caso dos membros da Rede de Alternativas à Psiquiatria, todos teriam papel relevante nesse movimento.

A Rede organizou, por exemplo, o Tribunal Franco Basaglia, realizado no Centro Cultural Vergueiro, em São Paulo, para julgar a psiquiatria repressiva. O grupo convidou o ator e diretor Zé Celso Martinez Corrêa para fazer o aquecimento dos debates e, como juiz, Luiz Cerqueira (1911-1984), "que já fazia coisas lindas em psiquiatria", na descrição de Cenise Monte Vicente.[5] Nascido em União dos Palmares, Alagoas, Cerqueira trabalhou em Pernambuco, Bahia, São Paulo e Rio de Janeiro, sempre com postura crítica em relação à psiquiatria estabelecida e ao modelo então vigente de internação.

A oportunidade para aquele grupo colocar em execução suas ideias de reforma psiquiátrica apareceu com a eleição de Telma de Souza como prefeita de Santos em 1988 e com a nomeação de David Capistrano Filho como o seu secretário da Saúde. O mesmo Capistrano que foi um dos fundadores do Cebes e aluno de Sergio Arouca na Unicamp.

Capistrano nomeou, por sua vez, o psiquiatra Willians Valentini Júnior como coordenador de Saúde Mental e, como assessores, Cenise Monte Vicente e Antonio Lancetti. Logo o grupo teria um grande desafio, com a decisão da prefeita Telma e do secretário David de intervenção na Casa de Saúde Anchieta, o hospital psiquiátrico que havia tempos era alvo de denúncias de maus-tratos a seus cerca de 500 pacientes, em um espaço onde cabiam menos de 300.

---

[5]   Cenise Monte Vicente, depoimento pessoal.

Mas a intervenção não foi nada pacífica. Um juiz local emitiu ordem contra a intervenção, que acabaria sendo executada apenas depois de uma visita de Cenise e de membros da Comissão Teotônio Vilela ao desembargador José Gaspar Gonzaga Franceschini. O grupo exibiu para o desembargador um vídeo que a Secretaria de Saúde da cidade de Santos havia feito sobre as condições desumanas em que viviam os internos na Casa de Saúde Anchieta. "Aquelas pessoas com unhas enormes, totalmente abandonadas, comoveram o desembargador, que cancelou a ordem judicial", lembra Cenise.[6]

Em Santos, o grupo colocou em prática então algumas medidas de humanização em saúde mental, muito próximas ao que depois seria consagrado pela Lei Paulo Delgado. Os conhecimentos de Willians e Cenise, em particular, aprofundaram-se quando eles foram convidados para uma temporada de estudos na Itália.

Cenise ganhou uma bolsa para o doutorado em Ciência Política em Florença. Willians foi convidado para estudos no Instituto Mario Negri, de Milão, de onde pôde testemunhar de perto, como trabalho de campo, a implementação da reforma psiquiátrica na região de Livorno.

Na volta ao Brasil, por intermediação de Antonio Lancetti, o então secretário municipal de Saúde de Campinas, Gastão Wagner de Souza Campos, fez um convite para Cenise e Willians trabalharem na cidade. Cenise se tornaria secretária municipal de Promoção Social entre 1991 e 1992, e Willians, supervisor do Cândido Ferreira, em um período de mais de dez anos, quando foram aprofundadas experiências pioneiras de desinstitucionalização, no momento em que a Lei Paulo Delgado, aprovada na Câmara dos Deputados, ainda encontrava resistências no Senado.

Em 1990 começava a experiência da Casa Primavera, um ensaio de inserção social em que pacientes do Cândido Ferreira viviam fora

[6] *Idem.*

dos muros da instituição. Em artigo de 2001,[7] Willians Valentini lembra que havia resistências entre os internos, que temiam "trocar o certo – hospital – pelo duvidoso – moradia". O então superintendente do Cândido Ferreira continua, no artigo:

> Só que deixar de morar na usina de produção ininterrupta de estigma e passar a morar na rua tal, número tal, com mais Fulano, Beltrano, Cicrano, etc. e passar a frequentar o supermercado, o açougue, o boteco, é muito mais interessante, rico de possibilidades e desafiador das capacidades de aprimoramento das habilidades para a convivência.[8]

Valentini conta também como foi formado o primeiro grupo para a Casa Primavera:

> O primeiro grupo foi montado da mesma maneira que se organizam jovens estudantes para morar juntos: por afinidade e desejo de compartilhar um tempo de "morar juntos", sem ter certeza se isso será por uma semana, um mês, um ano ou uma década. Essa flexibilidade é respeitada até hoje. Ninguém é obrigado a morar com alguém com quem não se entende. O objetivo de deixar o hospital e ir morar numa casa é o de viver mais e melhor.[9]

A experiência da Casa Primavera se consolidou, e outras ações na linha da humanização prosseguiram. O propósito final, a desinstitucionalização. Passo a passo, os moradores do distrito de Sousas, onde está localizado o Cândido Ferreira, passaram a testemunhar e a progressivamente apoiar as mudanças promovidas na instituição. Em 1994, começou a sair no Carnaval de Sousas o Bloco do Candinho, com internos no Cândido. Outra inovação foi a Rádio Maluco Beleza, que teve seu estúdio

---

[7] Valentini, 2001.

[8] *Idem*, p. 90.

[9] *Idem*.

inaugurado em 2010, quando já estava mais avançado o processo de desinstitucionalização.

A consagração da experiência do Cândido Ferreira, e da rede de saúde mental em geral em Campinas, nos novos moldes preconizados pela Lei Paulo Delgado, viria em junho de 2021, com o lançamento, pela OMS, do *Guia sobre serviços comunitários de saúde mental – promovendo abordagens centradas na pessoa e baseadas em direitos* (*Guidance on community mental health services: Promoting person-centred and rights-based approaches*).

Na apresentação do documento, o diretor-geral-adjunto da OMS em Cobertura Universal de Saúde e Doenças Transmissíveis e Não Transmissíveis, doutor Ren Minghui, lembra que a Convenção sobre os Direitos das Pessoas com Deficiência (CRPD), assinada em 2006, reconhece o imperativo de serem empreendidas grandes reformas para proteger e promover os direitos humanos na saúde mental. Essa recomendação, lembra o diretor-geral-adjunto, ecoou nos Objetivos de Desenvolvimento Sustentável (ODS), "que clamam pela promoção da saúde mental e do bem-estar, com os direitos humanos em sua essência", e na Declaração Política das Nações Unidas sobre a Cobertura Universal de Saúde.[10]

O Guia então divulgado pela OMS, completa o doutor Ren Minghui, tem o propósito de "trazer urgência e clareza aos formuladores de políticas em todo o mundo" e "encorajar o investimento em serviços de saúde mental baseados na comunidade, em alinhamento com os padrões de direitos humanos". O documento, conclui, "fornece uma visão de cuidados de saúde mental com os mais altos padrões de respeito pelos direitos humanos e dá esperança de uma vida melhor a milhões de pessoas com deficiências psicossociais, e suas famílias, em todo o mundo".[11]

---

[10] OMS, 2021, p. 8.
[11] *Idem, ibidem.*

No Guia, estão elencadas experiências de vários locais do mundo, consideradas pela OMS como inovadoras na abordagem da saúde mental. No caso brasileiro, a rede estabelecida em Campinas foi escolhida para exemplificar as mudanças praticadas no setor desde a vigência da nova legislação, com serviços públicos oferecidos no âmbito do SUS.

Campinas é citada como modelo no capítulo 4 do Guia, que trata das "Redes abrangentes de serviços de saúde mental", e especificamente no subcapítulo sobre "Redes de saúde mental bem estabelecidas".

O documento assinala que "as redes comunitárias de saúde mental do Brasil oferecem um exemplo de como um país pode implementar serviços em grande escala, ancorados nos direitos humanos e nos princípios de recuperação". Continua afirmando que, operando sob o SUS, a rede de serviços integrais, incluindo os centros comunitários de saúde mental, "são um produto das poderosas reformas psiquiátricas iniciadas durante o final da década de 1970, que mudou o foco do tratamento dos hospitais para as comunidades, dentro de um sistema de apoio e quadro legal e regulamentar".[12]

Nesse contexto, salienta o Guia da OMS que Campinas, um município brasileiro do estado de São Paulo, "oferece um modelo de como isso funciona em nível local, onde todos os serviços são prestados por meio desse modelo, seguindo o fechamento do hospital psiquiátrico da cidade em 2017".[13]

No caso, refere-se ao Serviço de Saúde Cândido Ferreira, um dos pioneiros e principais protagonistas da reforma psiquiátrica ocorrida no Brasil. O Cândido Ferreira é parceiro do município na rede de saúde mental de Campinas, com funcionários atuando e gerindo Caps e outras unidades da rede no município.

---

[12] *Idem*, p. 154.
[13] *Idem, ibidem.*

De fato, nota o documento que, no Brasil, "os cuidados de saúde mental com base na comunidade são prestados em todo o país por meio de uma ampla rede de serviços orientada pelos princípios dos direitos humanos e uma abordagem baseada na comunidade". Essa rede, continua, "reflete o indivíduo, a família e a comunidade".

A configuração da rede "reflete as necessidades exclusivas dessa área" e é composta de centros comunitários de saúde mental (na forma dos Centros de Atenção Psicossocial – Caps) e Centros de Atenção Primária à Saúde de Base Comunitária. Estes são os mecanismos de coordenação primária na rede, sendo complementados por outros serviços, como os serviços especializados que fornecem suporte de saúde mental para os Centros de Atenção Primária, as equipes de Coonsultórios na Rua, as estratégias de desinstitucionalização, os leitos de saúde mental em hospitais gerais e de emergência e os serviços de urgência e emergência.

O documento da OMS prossegue salientando que os Caps, operando como "centros de saúde mental baseados na comunidade, são a pedra angular da rede de saúde mental baseada na comunidade no Brasil". A abordagem por meio dos Caps, segundo a avaliação da OMS, é "baseada em direitos e centrada nas pessoas, e seus objetivos principais são fornecer atenção psicossocial, promover autonomia, abordar desequilíbrios de poder e aumentar a participação".[14]

Os Caps fornecem ainda "suporte de cuidados de saúde mental para indivíduos com doenças mentais graves ou persistentes, com condições de saúde e/ou deficiências psicossociais, inclusive durante situações desafiadoras e de crise". Como um órgão coordenador de rede, os Caps também "oferecem suporte a outras áreas de saúde mental e saúde geral".

Campinas conta com 14 Caps, localizados nos cinco Distritos de Saúde. Quatro Caps são para pessoas com transtornos graves,

[14]   *Idem, ibidem.*

crônicos e em crise. Duas unidades são na Região Sudoeste. Outros quatro Caps são destinados a pessoas com problemas decorrentes do uso ou abuso de álcool e outras drogas e estão localizados nas regiões Sul, Leste, Sudoeste e Noroeste. Dois Caps são para crianças e adolescentes com transtornos mentais graves e persistentes, inclusive pelo uso de substâncias psicoativas. E mais dois Caps são para pessoas com transtornos graves em regime semi-intensivo e não intensivo.

Os Caps são orientados por três princípios, evidencia o documento da OMS: (1) política de portas abertas, (2) envolvimento da comunidade e (3) desinstitucionalização.

Complementam a rede de saúde mental em Campinas os Centros de Saúde. São 67 no município. Os Centros de Saúde comunitários, descreve o Guia produzido pela OMS, "são considerados o primeiro ponto de contato para pessoas que entram no sistema de saúde pública no Brasil, fornecendo cuidados básicos comunitários em clínica geral, pediatria, ginecologia, enfermagem e odontologia".

O documento salienta que as equipes de Saúde da Família são as responsáveis pela vinculação da comunidade aos Centros de Saúde. Nesses Centros, trabalham equipes multiprofissionais com formação em saúde mental, que fazem o primeiro atendimento de pessoas que procuram as unidades com demandas na área.

Outro elemento fundamental na rede de saúde mental no Brasil, como no caso de Campinas, segundo o documento da OMS, são os Consultórios na Rua, que oferecem "apoio e cuidados de saúde aos desabrigados na comunidade, fornecendo suporte geral de saúde mental, bem como suporte a indivíduos com doenças mentais e condições de saúde, deficiências psicossociais e problemas e necessidades associadas ao uso de substâncias".[15]

O documento da OMS mostra como Campinas foi exemplo de desinstitucionalização na saúde mental. Com isso, os hospitais

---

[15] *Idem*, p. 157.

públicos, como os hospitais municipais Mário Gatti e Ouro Verde, passaram a contar com leitos para psiquiatria.

"Em Campinas, a hospitalização é geralmente utilizada para suporte durante uma situação de crise, dependendo de sua gravidade e das necessidades de um indivíduo", diz a OMS. No entanto, o documento afirma que esse serviço oferecido pelos hospitais públicos "permanece vinculado à rede principal de base comunitária e, desta forma, se um indivíduo é internado em um leito de saúde mental em um hospital geral, a equipe do hospital e a equipe do serviço de referência (por exemplo, um Caps) colabora no plano de recuperação da pessoa".[16]

A rede de saúde mental no Brasil, continua o Guia da Organização Mundial da Saúde, inclui estratégias de desinstitucionalização "elaboradas especificamente para indivíduos que receberam alta de hospitais psiquiátricos ou hospitais de custódia após longos períodos de hospitalização".

Essas estratégias abrangem

[...] instalações de vida independente que são casas localizadas na comunidade e que fornecem uma opção de acomodação independente para indivíduos que, no momento da alta, não têm possibilidade de regressar à casa da família ou não têm família ou outras redes de apoio disponíveis.

A reabilitação é então fornecida "por meio de uma parceria estreita entre o indivíduo e os Caps, com o objetivo de promover autonomia, inclusão social e garantia de direitos".

O documento nota que Campinas possui 20 residências independentes, com moradores que integram o Programa De Volta para Casa. A estratégia de desinstitucionalização, completa o documento, envolve a transferência de dinheiro a indivíduos que receberam

---

[16] *Idem, ibidem.*

alta de hospitalização de longo prazo, "para fortalecer a autonomia, garantindo que tenham recursos para fazer suas próprias escolhas".

Também integram a política de saúde mental comunitária no Brasil, sendo Campinas um modelo, diz o documento da OMS, elementos como os Centros Comunitários de Convivência, os programas de economia solidária, as iniciativas culturais através de associações e cooperativas, entre outros.

A rede de saúde mental baseada na comunidade, construída no Brasil, conclui o documento da OMS, representa "um exemplo de como um país pode implementar serviços escalonáveis e iniciativas baseadas em direitos humanos e princípios de recuperação, para atender às necessidades específicas de saúde mental de cada comunidade", sendo Campinas um modelo de como essa rede pode funcionar.

Essa rede, lembra a OMS, "foi negociada em todos os níveis e com todas as partes interessadas do sistema de saúde mental, incluindo indivíduos que utilizam os serviços, familiares, movimentos da sociedade civil e profissionais de saúde mental, promovendo adesão e comprometimento". Naturalmente, essas redes "estão em constante evolução para atender a novos desafios, como resultado do diálogo entre as partes interessadas", finaliza o documento, que inclui, como referência para a busca de novas informações, por interessados de todo o mundo, endereços virtuais de órgãos e instituições que trabalham com a saúde mental no Brasil e especificamente em Campinas, como a Secretaria Municipal de Saúde e o Serviço de Saúde Cândido Ferreira. Outra referência é um vídeo no YouTube sobre o Programa Maluco Beleza, produzido por usuários do Cândido Ferreira.[17]

O destaque dado pela OMS para Campinas como modelo em rede de saúde mental baseada em ações comunitárias e nos direitos humanos é um reconhecimento à luta histórica da cidade pela desinstitucionalização, defende o ex-secretário municipal da

---

[17] *Idem*, p. 159.

Saúde, Carmino de Souza. Ele foi gestor municipal da saúde entre 2013 e 2020, período em que foi completada a reforma na política de saúde mental, com o encerramento em 2017 das atividades do setor do Serviço de Saúde Cândido Ferreira que recebia internações de pacientes.

"Campinas foi pioneira em ações de desinstitucionalização e dedica grande parcela do orçamento municipal em saúde para saúde mental", observa o doutor Carmino de Souza. Cerca de 7% do orçamento municipal da Saúde são destinados à política de saúde mental, um percentual similar ao de países escandinavos.

Além do suporte à rede de Caps e a outras unidades da rede, a Prefeitura de Campinas tem intensificado o apoio a ações como o Programa De Volta para Casa e a Geração de Trabalho e Renda, como iniciativa de reabilitação psicossocial. Campinas conta com cinco unidades de Geração de Trabalho e Renda com esse perfil, sendo três na Região Noroeste, uma na Região Sudoeste e uma na Região Leste, esta última com abrangência municipal e que inclui centenas de pessoas. Tudo possibilitado pelos recursos do Sistema Único de Saúde. A reforma sanitária e a reforma psiquiátrica se encontraram em Campinas.

XII

CONQUISTAS E DESAFIOS DO SUS

Em 2023, o Sistema Único de Saúde completa 35 anos de existência, coincidindo com o período de vigência da Constituição Federal. Um tempo relativamente curto em termos históricos, mas o suficiente para o país ter contabilizado diversos avanços em saúde pública em função dessa inestimável conquista civilizatória de todos os cidadãos brasileiros.

Nessas três décadas, o mundo passou por profundas e cada vez mais rápidas transformações. A Guerra Fria acabou após a queda do Muro de Berlim, a União Soviética foi extinta, a China consolidou sua ascensão como nova potência planetária, uma nova ordem geopolítica global evoluiu depois dos atentados de 11 de setembro de 2001 nos Estados Unidos, a globalização se aprofundou, é crescente e célere a transformação tecnológica, tendo a internet como a pedra de toque.

O Brasil também mudou muito, com um grande esforço para a consolidação da incipiente democracia política. O país teve sete presidentes da República, trocas de moeda e planos econômicos e várias políticas públicas visando reduzir a desigualdade social estrutural que continua vigorando.

Nesse panorama mundial e nacional, o SUS se consolidou cada vez mais, apesar do crônico problema do subfinanciamento do Sistema. O vigor e a relevância do SUS ficaram evidentes em um dos mais graves eventos sanitários de caráter global em mais de um século, a pandemia de covid-19, como veremos a seguir.

Conquistas do SUS

Diversos indicadores em saúde melhoraram consideravelmente no Brasil no período de vigência do SUS, alterando de forma importante o cenário observado por exemplo na 3ª Conferência Nacional de Saúde, como vimos no capítulo III. Um desses indicadores é o da mortalidade infantil, um dos mais consagrados para mensurar a qualidade de vida de um país.

Em 1990, a taxa de mortalidade infantil brasileira era de 47,1 por mil nascidos vivos. Na década de 1990, foi verificada uma queda de 5,5% ao ano na média nacional. Nas duas primeiras décadas do século XXI, houve uma redução média de 4,4% ao ano. Com isso, em 2015, a taxa era de 13,1 óbitos por mil nascidos vivos. Os dados são oficiais, do Ministério da Saúde.

Depois de décadas, a taxa voltou a crescer em 2016, para 14,0/1.000. Entre 2017 e 2019 houve novas reduções, atingindo 13,3 por mil nascidos vivos. Importante observar que permanecem desigualdades regionais. Em 2019, as taxas eram de 16,9 e 15,3/1.000 nas Regiões Norte e Nordeste, enquanto eram de 11,7 e 10,1/1.000 nas Regiões Sudeste e Sul, respectivamente. Na Região Centro-Oeste, era de 13,0 óbitos por mil nascidos vivos.

Um indicador associado ao da mortalidade infantil é o da média de exames pré-natais feitos pelas mães. Entre 2000 e 2020, o percentual de nascidos vivos de mães que fizeram mais de seis consultas pré-natais cresceu de 43,7% para 71,0%.

A evolução desses e de outros indicadores em saúde pública deriva da implantação passo a passo do SUS, com protagonismo cada vez maior dos estados e, sobretudo, dos municípios. Com o Sistema

Único de Saúde, de fato, uma nova realidade foi configurada na saúde pública brasileira.

Até a criação do SUS, em 1988, tinham direito a atendimento nos serviços da saúde pública somente os brasileiros com carteira assinada e que contribuíam para o sistema de previdência social de cada época. Eram cerca de 30 milhões de brasileiros nessa condição. Depois de 5 de outubro de 1988, todo brasileiro passou a usufruir desse direito, ou seja, os mais de 210 milhões da população atual.

A abrangência dos serviços prestados pelo SUS é confirmada pela expansão da população coberta pela Estratégia de Saúde da Família (ESF), desde a sua criação em 1994, como Programa de Saúde da Família. Entre 2000 e 2018, a proporção da população brasileira coberta pela ESF, de acordo com dados do DataSUS, saltou de 13 milhões para 130 milhões, contemplando em especial os territórios de maior vulnerabilidade social.

Outros números ratificam a expansão da saúde pública no Brasil desde o início de vigência do SUS. Entre 2008 e 2021, a média de enfermeiros disponíveis ao SUS por 100 mil habitantes aumentou de 49,4 para 132,2. No mesmo período, a média de cirurgiões-dentistas disponíveis ao SUS por 100 mil habitantes também cresceu, de 27,0 para 30,1. Crescimento também na média de médicos/100 mil habitantes, de 1,1 para 1,5, número que obviamente ainda indica desafios importantes a superar. Esses dados são do Projeto de Avaliação do Desempenho do Sistema de Saúde (Proadess), da Fiocruz.

Em termos de estrutura, os avanços também são consideráveis. A média de equipamentos de diálise/100 mil habitantes, disponíveis ao SUS, dobrou entre 2008 e 2021, de 6,1 para 12,1. No mesmo período, também dobrou a média de equipamentos de mamografia/100 mil, de 0,7 para 1,4. São equipamentos fundamentais para a prevenção do câncer de mama, de alta incidência entre as mulheres. Por sua vez, o número de hospitais de administração pública que atendem somente SUS cresceu entre 2012 e 2021, de 1.977 para 2.555 estabelecimentos.

Na área do sangue, o Brasil, que contava com poucas unidades na década de 1980, como os pioneiros Hemope de Recife e os universitários como os de Botucatu e da Unicamp, conta hoje com 137 hemocentros públicos, sendo 32 centrais, pelo menos um em cada unidade da federação, e outros regionais. Uma rede essencialmente construída na esfera do SUS. Nos últimos anos antes da pandemia, a média de doações era de 3 milhões por ano. Durante a crise sanitária houve uma queda significativa, sendo, portanto, um grande desafio a retomada das doações.

Outra conquista superlativa da sociedade brasileira no âmbito do SUS foi o fortalecimento e significativa ampliação do Programa Nacional de Imunização (PNI), criado em 1973, quando o Brasil enfrentava a epidemia de meningite. Quando o SUS foi criado, em 1988, o calendário nacional do PNI contemplava as vacinas para BCG, OPV, DTP, sarampo e dT. Desde 1994 foram introduzidas as vacinas para febre amarela, SCR, hepatite B, *H. influenzae*, tetravalente (DTP + Hib), rotavírus, meningocócica C, pneumocócica, IPV, varicela/ tetraviral, pentavalente (DTP + Hib + HB), hepatite A, dTPa e HPV. Tudo gratuito para cidadãs e cidadãos brasileiros.

Mais uma conquista da sociedade, na esfera do SUS, foi a criação em 1999 da Agência Nacional de Vigilância Sanitária, durante o governo de Fernando Henrique Cardoso, nos termos da lei n. 9.782, de 26 de janeiro daquele ano. A criação da Anvisa foi a resposta governamental, à época, ao crescimento das denúncias de falsificação de medicamentos no Brasil. Antes, a fiscalização estava a cargo da Secretaria Nacional da Vigilância Sanitária (SNVS), integrante da estrutura do Ministério da Saúde e, portanto, na opinião de muitos especialistas, mais vulnerável a pressões políticas e econômicas. A Anvisa passou a ser a responsável pela vigilância sanitária de produtos como medicamentos, cosméticos e agrotóxicos.

Mais um avanço foi a criação em 27 de abril de 2004, pela lei n. 5.055, do Serviço de Atendimento Móvel de Urgência (Samu), inspirado em serviço semelhante existente na França. Aliás, o Samu emergiu a partir de um acordo bilateral Brasil-França. O Serviço atende a casos de urgência e emergência e tem sido essencial para salvar milhares de vidas, por exemplo, após os graves acidentes automobilísticos que continuam acontecendo em números alarmantes no país.

PROTAGONISMO DOS MUNICÍPIOS

Um fator relevante no cenário da saúde pública brasileira, desde o advento do SUS, é o protagonismo cada vez maior de estados e, em especial, dos municípios. Um indicador nesse sentido é a proporção crescente da participação dos municípios no bolo orçamentário da saúde pública, que evoluiu de 24,8% para 31,4% entre 2004 e 2019, ao passo que no mesmo período a participação dos estados manteve-se em 16% e a da união caiu, de 49,1% para 42,1%.

O gasto *per capita* dos municípios com saúde tem crescido progressivamente, de R$ 336,43 em 2010 para R$ 458,17 em 2020. A proporção de municípios que aplicam 15% ou mais de recursos próprios em saúde, nos termos da emenda constitucional n. 29, de 13 de setembro de 2000, cresceu de 34,5% em 2000 para 99,4% em 2020, também segundo dados do Proadess, da Fiocruz.

O aumento de servidores municipais na área da saúde também cresceu consideravelmente nas últimas décadas, espelhando o movimento de municipalização do setor no âmbito do SUS, uma antiga reivindicação do movimento pela reforma sanitária. Entre 1986 e 2017, o funcionalismo municipal como um todo cresceu 276%, saltando de 1,7 milhão para 6,5 milhões. Com isso, a participação dos municípios no total de vínculos do setor público brasileiro saltou de 34% para 57%. Os dados são do estudo "Três décadas de evolução do funcionalismo público no Brasil (1986-2017)", lançado em 2019 pelos

Instituto de Pesquisa Econômica Aplicada (Ipea) e assinado por Felix Lopez e Erivelton Guedes. Somente na área da saúde, o contingente aumentou de menos de 100 mil para mais de 1,5 milhão.

O protagonismo crescente dos municípios pode ser medido, entre outros indicadores, pela proporção de recursos federais destinados à saúde mental em serviços hospitalares e em serviços de atenção comunitária/territorial. Em 2002, 75,24% dos recursos federais eram destinados a serviços hospitalares, e 24,76% a serviços comunitários. Progressivamente, a proporção foi mudando, e, em 2013, os serviços de atenção comunitária/territorial, implantados na forma de redes municipais (Caps e outras unidades), já representavam 79,39% dos recursos derivados da esfera federal, enquanto os serviços hospitalares consumiam 20,61%. Entre 1998 e 2017, o número de Caps nos municípios cresceu de 148 para 2.549. Dados do DataSUS.

Subfinanciamento, problema crônico

O SUS se fortaleceu, representando notáveis avanços na saúde pública brasileira, com protagonismo crescente dos municípios, apesar do crônico problema do subfinanciamento do Sistema. Um problema que tem claras origens, na opinião de Nelson Rodrigues dos Santos. Na 10ª Conferência Municipal de Saúde de Campinas, em junho de 2015, "Nelsão" elencou alguns fatos e fatores que representaram perdas financeiras consideráveis para o SUS. Disse ele:

> No início dos anos 90 a política "de Estado" golpeou drasticamente o financiamento federal do SUS (descumprindo os 30% do orçamento da seguridade social para o SUS e retirando o Fundo Previdenciário da base de cálculo da parcela federal), reduzindo essa parcela entre ½ a ⅔ do inicialmente indicado e consignado na Constituição e levando a drástico desinvestimento na rede pública hospitalar e ambulatorial de média e alta complexidade. Nos anos 90, essa política exacerbou os contratos pelo SUS

de prestadores privados de assistência especializada à saúde, pagos por produção, que de complementares, perante a lei, passaram a substitutivos da rede pública, o que levou este gasto federal a ser três vezes maior do que com a atenção básica, e na atenção básica, o piso variável ser várias vezes maior que o piso fixo.

"Nelsão" prosseguiu em sua análise:

Além disso, o pessoal de saúde dos prestadores públicos passou na maior parte para terceirizados precarizados, economizando a folha de pagamento. Também nos anos 90 essa mesma política ampliou os subsídios ao mercado, com o cofinanciamento público de planos privados para todos os servidores e empregados públicos, além da ampliação da renúncia fiscal para pessoas jurídicas e físicas da assistência aos consumidores de planos privados, incluindo todos os trabalhadores formais do setor privado e sua estrutura sindical, outro duro golpe que arrefeceu a participação desses segmentos decisivos da sociedade na luta pelo SUS.

Mais um golpe sofrido pelo SUS, disse o sanitarista, foi o desvio de boa parte da CPMF, a Contribuição Provisória sobre Movimentação Financeira, criada em 1996 com destinação da arrecadação para a área da saúde. "Nelsão" protestou: "A política de Estado desviou a CPMF, recém-aprovada para o financiamento do SUS, para outros dispêndios da União, e criou a DRU, que desvia 20% do orçamento da Seguridade Social também para outros dispêndios da União".

De fato, segundo um estudo do Senado Federal, entre 1997 e 2007, a CPMF arrecadou R$ 223 bilhões, sendo menos da metade realmente aplicada na saúde. Boa parte foi desviada para a caixa do Tesouro Nacional, outra, para a Previdência Social, e outra, para o Fundo de Combate e Erradicação da Pobreza.

A Desvinculação de Recursos da União (DRU), por sua vez, foi criada em 1994, no escopo do Fundo Social de Emergência. A DRU foi criada para permitir que o governo federal gaste recursos que entrariam no caixa da união como verba "carimbada", ou seja, já com destinação original, geralmente para saúde, educação e assistência social.

"Nelsão" também lamentou que o Congresso Nacional não tenha aprovado na época o projeto de lei complementar n. 1, de 2003, do deputado Roberto Gouveia (PT-SP), regulamentando o inciso 3º do artigo 198 da Constituição Federal e estipulando a destinação de 10% da Receita Corrente Bruta (RCB) da União para o SUS, os repasses federais de forma equitativa e a regionalização. No dia 31 de outubro de 2007, o projeto foi aprovado pela Câmara, após intensa discussão e apresentação de várias emendas, e encaminhado ao Senado.

Posteriormente, o projeto foi aprovado e transformado na lei complementar n. 141, de 2012. A questão dos 10% passou a ser objeto de um projeto de lei popular que o Conselho Nacional de Saúde (CNS) defendeu, conseguindo mais de 2 mil assinaturas. Depois foi promulgada a emenda constitucional n. 86, que garantiu, de forma escalonada, 15% da Receita Corrente Líquida (RCL), quando antes se pretendia 10% da RCB.

Em sua análise, Nelson Rodrigues dos Santos também evidenciou o protagonismo do Conasems e do Conass nas articulações pelo lançamento em 2006 do Pacto pela Vida, Pacto em Defesa do SUS e Pacto de Gestão. Foram pactos no sentido de estabelecimento de compromissos pela melhoria progressiva dos indicadores sanitários no Brasil, no âmbito do SUS. Todas essas ações, destacou "Nelsão", continuaram sempre enfrentando muitas dificuldades de implementação, pelo crônico problema de subfinanciamento e pelos "ataques" ao SUS.

De fato, após várias medidas que na prática resultaram na retirada de recursos do SUS, ainda veio a edição em 2016, no governo de Michel Temer, da emenda constitucional n. 95, conhecida como a do Teto dos Gastos, que diminuiu a destinação de recursos federais para a área social, incluindo a saúde. Há estimativas de perdas de mais de R$ 60 bilhões.

O SUS E A COVID-19

Com todo o cenário crônico do subfinanciamento, o SUS tem representado diversas conquistas em saúde pública no Brasil, e o seu papel estratégico ficou mais do que comprovado na pandemia de covid-19. Diante do negacionismo, dos gestos antivacina e de todas as outras medidas contrárias à saúde pública praticadas pelo governo de Jair Bolsonaro durante a pandemia, a tragédia seria ainda maior se não fosse o compromisso e a dedicação dos profissionais de saúde brasileiros, particularmente no âmbito do SUS.

Entre outras ações, o governo federal praticamente desmantelou o Programa Nacional de Imunizações, reconhecidamente um dos melhores do mundo. Apesar disso, e pelo esforço dos profissionais de saúde e de organizações como o Instituto Butantan e a Fiocruz, houve relativo avanço em termos de vacinação contra o SARS-CoV-2. Até o dia 12 de janeiro de 2023, tinham sido aplicadas 463,5 milhões de doses de vacinas no Brasil, todas gratuitas, na esfera do SUS. A maioria dessas vacinas, como se sabe, com a participação decisiva do Instituto Butantan e da Fiocruz, as duas organizações criadas no esforço histórico de combate a epidemias no país.

São milhares ou milhões de vidas salvas pela vacinação. Outros milhões de brasileiros foram socorridos pelos hospitais que atendem ao SUS, públicos ou filantrópicos.

Um panorama geral de como o SUS foi fundamental para o enfrentamento da catástrofe sanitária, desde março de 2020, foi documentado no artigo "A funcionalidade do sistema de saúde brasileiro em meio à pandemia de covid-19: uma análise de resiliência", publicado em março de 2022 na revista *The Lancet*

Regional Health – Americas, uma das mais tradicionais da área da saúde em todo o mundo. Fruto de extensa pesquisa, o artigo foi assinado por especialistas do centro de estudos FGVsaúde, da Escola de Administração de Empresas de São Paulo da Fundação Getúlio Vargas (FGV Eaesp) e da Faculdade de Saúde Pública da USP.

Uma das conclusões do estudo foi que os estados mais vulneráveis foram os mais sobrecarregados pelos impactos da pandemia no sistema de saúde, como afirmam os autores do artigo:[1]

> Omissões do governo federal na gestão da crise, obstrução de medidas para controlar a propagação do vírus e uso de *fake news* para desacreditar autoridades regionais e locais de saúde foram descritos como críticos para o impacto desastroso da covid-19 no Brasil. Por outro lado, os governos estaduais e municipais têm assumido um papel de liderança na resposta do sistema de saúde à pandemia no nível local, em condições altamente desiguais.

Segundo os pesquisadores, houve por exemplo aumento nos postos de trabalho: 13,6% a mais de enfermeiros, 8,5% de auxiliares de enfermagem, 7,9% de fisioterapeutas e 4,9% de médicos. Outro esperado impacto foi o incremento no número de UTIs, em média de 72,1% no Brasil ao final de 2020, ainda na ausência da vacinação. No estado de São Paulo, que registra o maior número de casos e óbitos por covid-19 desde o início da crise sanitária, houve um aumento de 67,8% no número de UTIs no período.

Os autores evidenciaram o subfinanciamento histórico do SUS, o que se refletiu no enfrentamento da pandemia:

---

[1] Os autores: Alessandro Bigoni, Ana Maria Malik, Renato Tasca, Mariana Baleeiro Martins Carrera, Laura Maria Cesar Schiesari, Dante Dianezi Gambardella e Adriano Massuda.

O contínuo desfinanciamento e a quebra da gestão colaborativa do SUS prejudicaram a funcionalidade do sistema de saúde e enfraqueceram a resiliência histórica do país para lidar com novas pandemias. Embora o governo federal tenha aumentado o financiamento para estados e municípios, não conseguiu distribuir adequadamente o financiamento e apoiar a resposta do sistema de saúde àqueles com maiores necessidades. Os governos estaduais e municipais mitigaram o impacto, apesar da contínua má gestão, usando seus próprios recursos para cobrir os gastos adicionais necessários para aumentar a infraestrutura e os postos de saúde.

De qualquer modo, ficou evidente durante a pandemia o papel estratégico do SUS, que poderia ser ainda mais eficiente não fosse o citado subfinanciamento. O Sistema Único de Saúde teve que lidar, por exemplo, com o significativo aumento do preço de vários insumos, como máscaras, álcool, EPIs e medicamentos em geral.

Em relação a fevereiro de 2020, os medicamentos usados diretamente nos casos de covid tiveram um aumento de até 149,86% em maio de 2021. Em termos de todos os medicamentos de forma agregada, o aumento máximo foi de 97,49% em junho de 2021. Em termos de materiais médico-hospitalares, o aumento foi de até 290,86% em abril de 2021 nos itens diretamente relacionados à covid e de até 161,14% em abril de 2021, ambos em comparação a fevereiro de 2020.

Outro monumental desafio enfrentado foi a ausência de medicamentos essenciais, como antibióticos, que fizeram falta no enfrentamento da pandemia. Esta é inclusive a razão pela qual foi formulado em 2022, na esfera da Secretaria de Ciência, Pesquisa e Desenvolvimento em Saúde do Estado de São Paulo, sob a coordenação do médico hematologista Carmino de Souza, um plano para a retomada de produção nacional de medicamentos essenciais, por meio de ações como a revitalização das duas unidades da Fundação de Remédio Popular (Furp) de São Paulo.

De qualquer modo, foi fundamental o papel do SUS no enfrentamento da pandemia, e o Sistema Único de Saúde saiu ainda mais fortalecido na percepção da população. Permanecem vários desafios para que ele se torne cada vez mais estratégico para o país e a cidadania em geral.

Desafios para o SUS pós-covid

São múltiplos os desafios para o SUS no contexto pós-pandemia de covid-19. Um dos mais evidentes é o da urgência de aumento do gasto público com a saúde. Um estudo do Grupo de Economia do Setor Público, do Instituto de Economia da Universidade Federal do Rio de Janeiro (UFRJ), coordenado por Francisco R. Funcia, destacou que em 2019 o Brasil destinou 9,6% do PIB para a área da saúde, índice equivalente ao de países desenvolvidos, como França (11,1%), Canadá (10,8%), Reino Unido (10,2%), Austrália (9,9%), Portugal (9,5%), Espanha (9,1%) e Itália (8,7%). Entretanto, nesse conjunto de países, no Brasil o gasto público em saúde, de 41%, é o menor em proporção ao gasto total, contra 75% na França, 70% no Canadá, 79% no Reino Unido, 72% na Austrália, 61% em Portugal, 71% na Espanha e 74% na Itália.

Um dos roteiros para corrigir o crônico subfinanciamento do SUS, de acordo com muitos especialistas, é a revisão da emenda constitucional n. 95, a do Teto dos Gastos. Mas também são fundamentais medidas na área fiscal. Como acentuam os autores do estudo do Grupo de Economia do Setor Público do IE-UFRJ:

A mudança do arcabouço fiscal é urgente e viável. No curto prazo, é preciso evitar a contração fiscal contratada para 2023, abrindo espaço no orçamento a despesas emergenciais que, no caso da saúde, devem responder, por exemplo, ao aumento da fila para consultas, exames e cirurgias e recompor as perdas de ações como o Programa Nacional de Imunizações, Saúde Indígena, Farmácia Popular e Mais Médicos.[2]

A partir de 2024, conforme o mesmo estudo, "é possível adotar regras mais flexíveis que conciliem ampliação de gastos com fortes efeitos multiplicadores e redistributivos com sustentabilidade fiscal no médio prazo".[3]

Concluem os autores do estudo:

Tanto do ponto de vista emergencial como estrutural, o SUS tem de estar no centro das mudanças fiscais. De um lado, há evidente demanda da população por serviços públicos de saúde, em meio a crescentes pressões conjunturais e estruturais sobre o sistema. De outro, ante seu potencial econômico e efeitos redistributivos, o SUS deve ser um dos motores da retomada de um projeto de desenvolvimento com crescimento sustentável e inclusão social, demandando uma nova regra de financiamento.[4]

Um dos evidentes desafios para o SUS no pós-covid será dar conta do gigantesco volume de procedimentos médico-hospitalares que ficaram represados em função da pandemia. O estudo da Fiocruz "Nota técnica – demanda potencial de atendimentos hospitalares em razão da pandemia de covid-19", divulgado em dezembro de 2022, mostrou que existe um déficit de atendimento no país de 1,1 milhão de procedimentos, considerando a média nos 30 principais grupos de procedimentos entre 2014 e maio de 2022.

Mais um desafio, agravado pela pandemia de covid-19, é o da diminuição da mortalidade materna por causas diretas, que havia sido de 70,1 por 100 mil partos em 2000 e caiu para mais ou menos 55/100 mil na década de 2010. Em 2020, primeiro ano da pandemia de covid-19, a taxa saltou para 72,0/100 mil.

---

[2] Funcia, 2022, p. 28.
[3] *Idem, ibidem.*
[4] *Idem, ibidem.*

A atenção a outra pandemia, a da Aids, também precisa continuar. A média de casos por 100 mil habitantes foi de 20,9 em 2000 e manteve-se mais ou menos nessa faixa até 2016, quando começou a declinar um pouco, atingindo 17,7/100 mil em 2019.

Alguns dos protagonistas da trajetória de construção do SUS também apontam alguns desafios no sentido de fortalecimento do Sistema Único de Saúde, patrimônio inconteste do povo brasileiro.

O médico sanitarista Gonzalo Vecina Neto, primeiro-diretor--presidente da Anvisa, entende que de fato o ideal seria dobrar o gasto público com saúde no Brasil. Ele também defende ser necessária a mudança na forma de distribuição dos recursos para a saúde no país. "É preciso dar mais liberdade para os estados e municípios alocarem o dinheiro em suas regiões. Precisamos de um modelo mais inteligente", afirma.[5]

Vecina também avalia que o SUS demanda maiores condições e recursos para que "possa induzir a criação de ciência, tecnologia e inovação". O sanitarista afirma ver no SUS grande potencial para "gerar valor para o país, diminuindo a importação e aumentando a exportação" em diversas áreas.[6]

Outro ponto importante, na sua opinião, é o aprimoramento da política de recursos humanos, de modo que haja melhor distribuição de médicos e superação da crônica falta de profissionais em alguns territórios. Para ele, não é apenas uma questão salarial. "O médico precisa de apoio, ele não pode ficar isolado. Necessita de um mínimo de sistema informatizado, precisa conversar com os colegas", acrescenta.

Nome de destaque no processo de fortalecimento do SUS, em favor do maior protagonismo dos municípios, o sanitarista Enio Servilha acredita ser relevante a viabilização de um processo de

---

[5]   Gonzalo Vecina Neto, depoimento pessoal.
[6]   *Idem.*

regionalização na atuação do SUS. Ele também sustenta a necessidade de maior interação das ações do SUS com as áreas da Educação e da Assistência Social, para que as políticas públicas intersetoriais tenham maior efetividade.

Protagonista em vários momentos da trajetória do SUS, Nelson Rodrigues dos Santos considera que o fortalecimento do Sistema Único de Saúde, que passa pela superação do subfinanciamento, é uma condição determinante para que o Brasil efetivamente evolua para um Estado de bem-estar social, a exemplo do que já experimentam outros países.

Para "Nelsão", a substancial e esperada melhora da percepção sobre o SUS, em função de seu papel estratégico na pandemia de covid-19, é um sinal de esperança em futuro melhor para o Sistema Único de Saúde. "Apesar dos pesares, o SUS não foi anulado. Pelo contrário, ele se tornou um objeto de estima e esperança para a população brasileira, incluindo os profissionais de saúde. Com mais apoio, ele tem um grande potencial", assinala.[7]

Ex-secretário estadual da Saúde de São Paulo e ex-secretário municipal da Saúde de Campinas, Carmino de Souza aponta ser vital que os governos que tomaram posse em janeiro de 2023 e os seguintes tenham consciência, respeitem e consolidem a destinação pactuada de recursos do SUS, através das Comissões Intergestoras, envolvendo união, estados e municípios. Ele alertou, no artigo "As Comissões Intergestoras e o futuro do SUS", publicado a 12 de dezembro de 2020 no portal Hora Campinas:

> Importante saber que a grande maioria das pactuações interfederativas que envolvem recursos federais e estaduais é definida e pactuada nestas instâncias. Assim, o SUS tem uma forma jurídica e institucional de alocação de seus recursos e isto é fundamental de ser entendido e assumido pelos próximos governos, tanto federal como estadual.

[7] Nelson Rodrigues dos Santos, depoimento pessoal.

Presidente do Instituto de Direito Sanitário Aplicado (Idisa), a advogada sanitarista Lenir Santos sintetizou muitas expectativas em relação ao futuro do Sistema Único de Saúde no artigo "A primavera brasileira e a criação do SUS", publicado a 8 de abril de 2022:

> Já passou da hora de considerar de fato que a saúde é direito humano fundamental e que todas as suas ações e serviços, públicos ou privados, são de relevância pública, estando sob resguardo público. Que as autoridades sanitárias reconheçam e se orientem por esses conceitos, e a população exerça o seu poder de controle social.[8]

---

[8] Santos, 2022.

PALAVRAS FINAIS

Mesmo que parcela considerável da população ainda não saiba, o SUS está presente na vida diária de todo cidadão e cidadã. Quando o brasileiro ou brasileira consome um alimento, usa um medicamento, previne-se de uma doença recebendo uma vacina ou, claro, se utiliza de um serviço de atenção primária à saúde, está se beneficiando dessa grande conquista civilizatória que foi a criação e a estruturação do SUS, apesar de todo drama histórico do subfinanciamento.

Sob a ótica do SUS, não há cidadão ou cidadã de segunda classe no Brasil. Todos têm direitos iguais, independentemente de sua condição social, etnia ou gênero. Nesse sentido, o SUS atende aos princípios elementares consagrados pela Declaração Universal dos Direitos Humanos, de 1948, e pela nova Constituição Federal, escrita a duras penas e promulgada 40 anos depois.

Se a democracia social ainda não foi efetivamente alcançada, e se a democracia política continua de certo modo sob ameaça, como demonstraram os eventos pós-eleições presidenciais de 2022, o SUS é a comprovação do poder de resolução de políticas públicas idealizadas e executadas sob o prisma da equidade.

A pandemia de covid-19, que no Brasil emergiu no contexto de um governo fundamentado no negacionismo e na desinformação, confirmou que o SUS é um portal de esperança para um país que seu povo merece e anseia.

O Sistema Único de Saúde foi conquistado e vem sendo implantado por múltiplas mãos, por uma diversidade de inteligências e por uma comunhão de afetos. Este livro é um tributo a alguns dos nomes que devem ser reverenciados nessa grande, brilhante, página da história coletiva brasileira.

LINHA DO TEMPO DO SUS

1808 – 18 de fevereiro – Fundação da Faculdade de Medicina de Salvador, a primeira do Brasil.

1808 – 5 de novembro – Fundação da Faculdade de Medicina do Rio de Janeiro, a segunda do país.

1899 – outubro a dezembro – Os sanitaristas Oswaldo Cruz, Vital Brazil, Adolfo Lutz e Emílio Ribas coordenam os esforços para o combate ao surto de peste bubônica em Santos (SP).

1900 – 25 de maio – Fundação do Instituto Soroterápico Federal, depois Fundação Oswaldo Cruz (Fiocruz), no Rio de Janeiro.

1901 – 23 de fevereiro – Fundação do Instituto Soroterápico, depois Instituto Butantan, em São Paulo.

1963 – 9 a 15 de dezembro – 3ª Conferência Nacional de Saúde, no Rio de Janeiro, com o tema "municipalização".

1974 – julho – 1ª Semana de Estudos sobre Saúde Comunitária (Sesac), Belo Horizonte, Minas Gerais.

1975 – Julho – 5ª Conferência Nacional de Saúde. Edição da lei n. 6.229, de 17 de julho de 1975 – Lei do Sistema Nacional de Saúde.

1975 – A Faculdade de Saúde Pública da USP, o Ministério da Saúde e a Secretaria Estadual de Saúde iniciam o chamado "curso curto de São Paulo", que capacitou centenas de médicos sanitaristas.

1976 – Publicação de "A questão democrática na área da saúde", por Hésio Cordeiro, José Luís Fiori e Reinaldo Guimarães.

1976 – 24 de setembro – Criação do Cebes – Centro Brasileiro de Estudos de Saúde.

1976 – Criação da revista *Saúde em Debate*, São Paulo.

1977-1981 – Experiências municipais em saúde comunitária em Campinas, Londrina e Niterói.

1978 – 6 a 12 de setembro – Conferência Internacional de Cuidados Primários em Saúde, Alma-Ata, Cazaquistão (União Soviética).

1978 – 1º Encontro Nacional de Pós-Graduação em Saúde Coletiva, em Salvador, Bahia; Reunião Sub-Regional de Saúde Pública da Organização Pan-Americana da Saúde/Asociación Latinoamericana de Escuelas de Salud Pública (Opas/Alesp), em Ribeirão Preto (SP).

1978 – Criação do Conselho Comunitário da Saúde da Zona Leste de São Paulo.

1978 – 1º Encontro Municipal de Saúde, em Campinas, com participação de várias cidades.

1979 – 27 de setembro – Fundação da Associação Brasileira de Pós--Graduação em Saúde Coletiva (Abrasco), na Reunião sobre Formação e Utilização de Pessoal de Nível Superior na Área de Saúde Pública, organizada pela representação da Opas no Brasil, em Brasília.

1979 – 9 a 11 de outubro – 1º Simpósio sobre Política Nacional de Saúde, Comissão de Saúde da Câmara dos Deputados, Brasília.

1980 – 1º Encontro Popular de Saúde, Cidade de Deus, Rio de Janeiro.

1981 – Criação do Conselho Consultivo de Administração da Saúde Previdenciária – Conasp.

1982 – 3 de fevereiro – Criação do Conselho Nacional de Secretários de Saúde – Conass.

1985 – Carlos Sant'Anna assume o Ministério da Saúde, no governo de José Sarney.

1986 – março – 8ª Conferência Nacional de Saúde, no Ginásio de Esportes de Brasília.

1986 – Criação da Comissão Nacional da Reforma Sanitária – CNRS.

1987 – junho – Encontro Nacional de Pós-Graduação em Saúde Coletiva e Reforma Sanitária, Cachoeira, Bahia.

1987 – 20 de julho – Decreto n. 94.657/87, que cria o Programa de Desenvolvimento dos Sistemas Unificados e Descentralizados de Saúde – Suds. A formulação do decreto tem a decisiva participação do advogado sanitarista Guido Ivan de Carvalho.

1988 – 12 de abril – Criação do Conselho Nacional das Secretarias Municipais de Saúde (Conasems), durante o 5º Encontro Nacional das Secretarias Municipais de Saúde, em Olinda, Pernambuco.

1988 – 5 de outubro – Promulgação da nova Constituição brasileira, oficializando a criação do Sistema Único de Saúde (SUS), nos termos dos artigos 196 a 200.

1990 – Edição das Leis Orgânicas do SUS (leis n. 8.080 e n. 8.142).

2001 – Aprovação da Noas n. 1 – Normas Operacionais da Assistência à Saúde, criando os Planos Diretores de Regionalização e Investimentos.

2006 – Lançamento do Pacto pela Saúde, um acordo interfederativo, o Pacto pela Vida, o Pacto em Defesa do SUS e o Pacto de Gestão.

REFERÊNCIAS BIBLIOGRÁFICAS

AROUCA, S. *O dilema preventivista: contribuição para a compreensão e crítica da medicina preventiva*. Rio de Janeiro/São Paulo, Editora Fiocruz/Editora da Unesp, 2003 (*E-book*). Disponível em <www.arca.fiocruz.br/handle/icict/37787>. Acesso em 13/2/2024.

BIBLIOTECA VIRTUAL OSWALDO CRUZ. Disponível em <oswaldocruz.fiocruz.br/index.php/>. Acesso em 13/2/2024.

BOLETIM DO INSTITUTO DE SAÚDE, edição especial 20 anos do SUS, São Paulo, 2008. Disponível em <saude.sp.gov.br/resources/instituto-de-saude/homepage/bis/pdfs/bis_especial_20anos.pdf>. Acesso em 13/2/2024.

BRASIL; Congresso Nacional; Câmara dos Deputados. *Anais da Assembleia Nacional Constituinte*. Brasília, Câmara dos Deputados, 1988.

BRASIL; Congresso Nacional; Câmara dos Deputados/Comissão de Saúde. *I Simpósio sobre Política Nacional de Saúde – Brasília, 1979*. Brasília, Câmara dos Deputados, Centro de Documentação e Informação, 1980.

CEBES – Centro Brasileiro de Estudos de Saúde. "Londrina, 4 a 6 de abril: vem aí a IV Sesac". *Saúde em Debate*, n. 2, jan./fev./mar. 1977.

____. "Medicina social e saúde coletiva: Nelson Ibañez entrevista Hésio Cordeiro". Rio de Janeiro, Cebes, 2014. Disponível em <cebes.org.br/medicina-social-e-saude-coletiva-entrevista-com-hesio-cordeiro/2806/>. Acesso em 13/2/2024.

CHAVES, C. L. "Poder e saúde na América do Sul: os congressos sanitários internacionais, 1870-1889". *História, Ciências, Saúde–Manguinhos*, vol. 20, n. 2, abr./jun. 2013, pp. 411-434.

CONASEMS – Conselho Nacional de Secretarias Municipais de Saúde. *Movimento sanitário brasileiro na década de 70: a participação das universidades e dos municípios*. Brasília, 2007.

236 | REFERÊNCIAS BIBLIOGRÁFICAS

CORDEIRO, H.; FIORI, J. L. & GUIMARÃES, R. "A questão democrática na área da saúde" [1980]. *Physis: Revista de Saúde Coletiva*, Instituto de Medicina Social Hésio Cordeiro, vol. 31, n. 3, 2021. Disponível em <www.scielo.br/j/physis/a/k746jJTmKsT3mKhwcwn5Cwn/>. Acesso em 22/2/2024.

DONNANGELO, M. C. F. *Medicina e sociedade: o médico e seu mercado de trabalho.* São Paulo, Pioneira, 1975.

DONNANGELO, M. C. F. & PEREIRA, L. *Saúde e sociedade.* São Paulo, Duas Cidades, 1979.

EDLER, F. C. "A saúde pública no período colonial e joanino". Rio de Janeiro, Arquivo Nacional, 2018. Disponível em <historialuso.an.gov.br/index. php?option=com_content&view=category&id=87&Itemid=215>. Acesso em 20/2/2024.

FIORI, J. L. "Uma pequena nota de apresentação, 44 anos depois". *Physis: Revista de Saúde Coletiva*, Instituto de Medicina Social Hésio Cordeiro, vol. 31, n. 3, 2021.

FORTUNA, C. M. M. *Memórias históricas da Faculdade de Medicina da Bahia: relativas aos anos de 1916 a 1923 e 1925 a 1941.* Salvador, BGM, 2014 (Coleção Memória Institucional). Disponível em <https://repositorio. ufba.br/handle/ri/24837>.

FRANCO, R. J. "O modelo luso de assistência e a dinâmica das Santas Casas de Misericórdia na América portuguesa". *Revista Estudos Históricos,* vol. 27, n. 53, jan./jun. 2014.

FUNCIA, F. R. (org.). *Nota de política econômica. Nova política de financiamento do SUS.* Rio de Janeiro, Grupo de Economia do Setor Público/ Instituto de Economia-UFRJ, 2022 (Estudo).

FUNDAÇÃO MUNICIPAL DE SAÚDE. *1963: 3ª Conferência Nacional de Saúde: Anais.* Niterói, Fundação Municipal de Saúde, 1992.

LIMA, N. T. "O Brasil e a Organização Pan-Americana da Saúde: uma história em três dimensões". *In:* FINKELMAN, J. (org.). *Caminhos da saúde pública no Brasil.* Rio de Janeiro, Editora Fiocruz, 2002.

LIMA, N. T. & SANTANA, J. P. (org.). *Saúde coletiva como compromisso – a trajetória da Abrasco.* Rio de Janeiro, Editora Fiocruz, 2006.

MARIANO, J. *Campinas de ontem e anteontem.* Campinas, Maranata, 1970.

MARTINS, J. P. S. *Vocação solidária: flashes da história da assistência social em Campinas.* Campinas, Editora Fundação Educar, 1998.

MELLO, F. F. *Terras de mato. Campinas: subsídios para a discussão do Plano Diretor.* Prefeitura de Campinas, 1991.

MINISTÉRIO DA SAÚDE. *Anais da 7ª Conferência Nacional de Saúde.* Brasília, Ministério da Saúde, 1980. Disponível em <conselho.saude.gov.br/images/relatorio_7.pdf>. Acesso em 15/2/2024.

____. *8ª Conferência Nacional de Saúde – relatório final.* Brasília, Ministério da Saúde, 1986. Disponível em <conselho.saude.gov.br/images/relatorio_8.pdf>. Acesso em 15/2/2024.

OFICINA SANITARIA PANAMERICANA. *Seminarios sobre la enseñanza de medicina preventiva.* Washington, D.C., Oficina Sanitaria Panamericana, Publicaciones Científicas, 1957.

OMS – Organização Mundial da Saúde. *Alma-Ata 1978: Primary Health Care.* Genebra, OMS, 1978. Disponível em <bvsms.saude.gov.br/bvs/publicacoes/declaracao_alma_ata.pdf>. Acesso em 10/2/2024.

____. *Guidance on community mental health services: promoting person-centred and rights-based approaches.* Genebra, OMS, 2021. Disponível em <https://iris.who.int/handle/10665/341648>. Acesso em 8/2/2024.

PAULA, C. F. *Assistência pública. Monografia histórica do município de Campinas.* Rio de Janeiro, IBGE, 1952.

PORTAL EPSJV/FIOCRUZ. "A declaração de Alma-Ata se revestiu de uma grande relevância em vários contextos". Rio de Janeiro, EPSJV – Escola Politécnica de Saúde Joaquim Venâncio/Fiocruz, 2018. Disponível em <ww.epsjv.fiocruz.br/noticias/entrevista/a-declaracao-de-alma-ata-se-revestiu-de-uma-grande-relevancia-em-varios4>. Acesso em 15/2/2024.

PROGRAMA DE PÓS-GRADUAÇÃO EM MEMÓRIA SOCIAL (PPGMS). *Memória e patrimônio da saúde pública no Brasil: a trajetória de Sergio Arouca.* Relatório de atividades – Sergio Arouca – 1967-1975. Rio de Janeiro, Unirio, 2005 (Projeto).

RADIS – Reunião, Análise e Difusão de Informação sobre Saúde. *Proposta – Jornal da Reforma Sanitária,* n. 2, abr. 1987.

____. *Proposta – Jornal da Reforma Sanitária,* n. 16, jul. 1989.

SALUM, M. J. L. et al. "Necessidades de aperfeiçoamento dos enfermeiros da Secretaria do Estado da Saúde do Estado de São Paulo diante do Sistema Único de Saúde". *Saúde em Debate,* 1977, pp. 50-58.

SANTOS FILHO, L. C. *História geral da medicina brasileira,* vol. 2. São Paulo, Hucitec, 1991.

SANTOS FILHO, L. C. & NOVAES, J. N. *A febre amarela em Campinas – 1889-1900*. Campinas, Centro de Memória da Unicamp, 1996 (Coleção Campiniana).

SANTOS, L. *SUS: o espaço da gestão inovada e dos consensos interfederativos*. São Paulo, Saberes Editora, 2007.

____. "A primavera brasileira e a criação do SUS". São Paulo, Consultor Jurídico, 2022. Disponível em <www.conjur.com.br/2022-abr-08/lenir-santos-sus-primavera-brasileira/>. Acesso em 21/2/2024.

SCAFF, A. J. M. *Monitoramento das doenças diarreicas agudas em São Vicente-SP, entre 1993 e 1997*. Campinas, Faculdade de Ciências Médicas/Unicamp, 2001 (Dissertação de Mestrado).

SILVA, P. L. N. *et al.* "Projeto Montes Claros: construção do Sistema Único de Saúde na visão de atores envolvidos historicamente no processo". *Renome – Revista Norte Mineira de Enfermagem*, 2014.

TAUNAY, A. E. *São Paulo no século XVI*. Tours, Imprimerie E. Arrault et Cie, 1921.

TRIPOLI, M. J. "Cólera-morbo: ontem e hoje". *Boletim do Centro de Memória da Unicamp*, n. 5, jan./jun. 2001.

VALENTINI, W. "Viver em casa". *In: Caderno de Textos da III Conferência Nacional de Saúde Mental*. Brasília, 2001.

Título	A epopeia do SUS
	Uma conquista civilizatória
Autores	Carmino Antonio de Souza
	Lenir Santos
	José Enio Servilha Duarte
	José Pedro Soares Martins

Coordenador editorial	Ricardo Lima
Secretário gráfico	Ednilson Tristão
Preparação dos originais	Matheus Rodrigues de Camargo
Revisão	Ana Paula Candelária Bernardes
Editoração eletrônica	Ednilson Tristão
Design de capa	Estúdio Bogari
Formato	14 x 21 cm
Papel	Avena 80 g/m^2 – miolo
	Cartão supremo 250 g/m^2 – capa
Tipologia	Minion Pro
Número de páginas	240

ESTA OBRA FOI IMPRESSA NA GRÁFICA CS
PARA A EDITORA DA UNICAMP EM SETEMBRO DE 2024.

MISTO
Papel produzido a partir
de fontes responsáveis
FSC® C122682